Pflege in Einfacher Sprache

Bewegung

Dieses Buch gehört

....

....

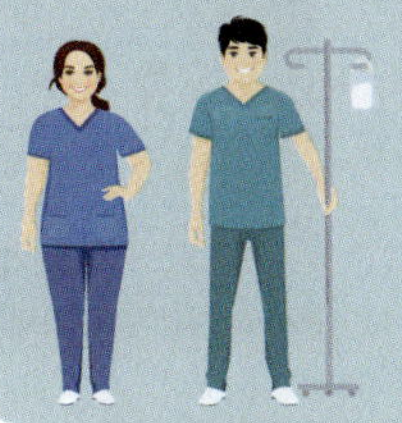

In der Reihe **Pflege in Einfacher Sprache**
gibt es folgende Titel

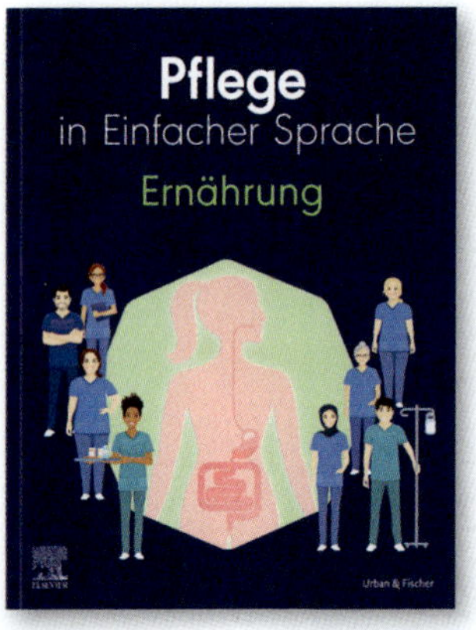

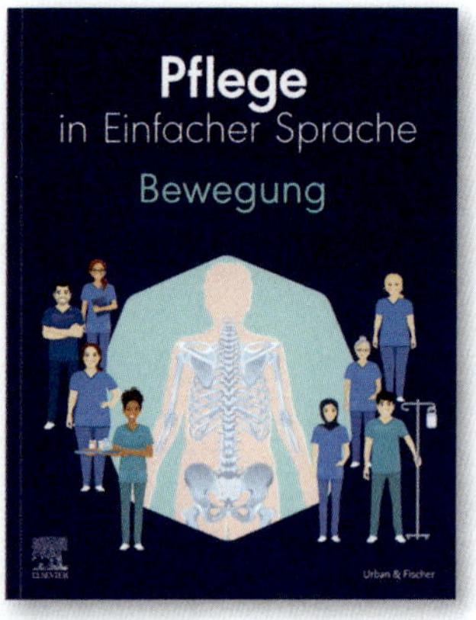

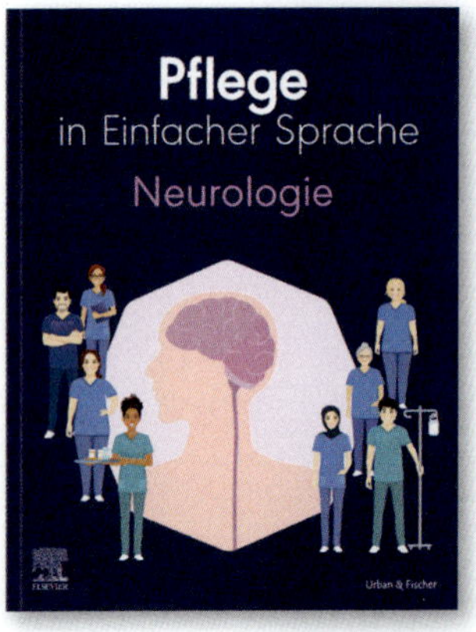

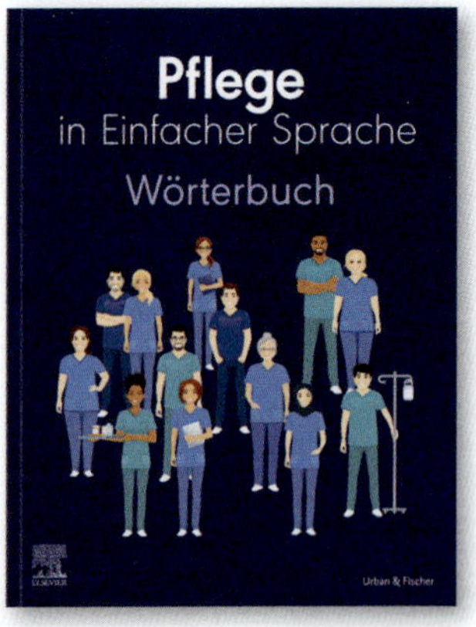

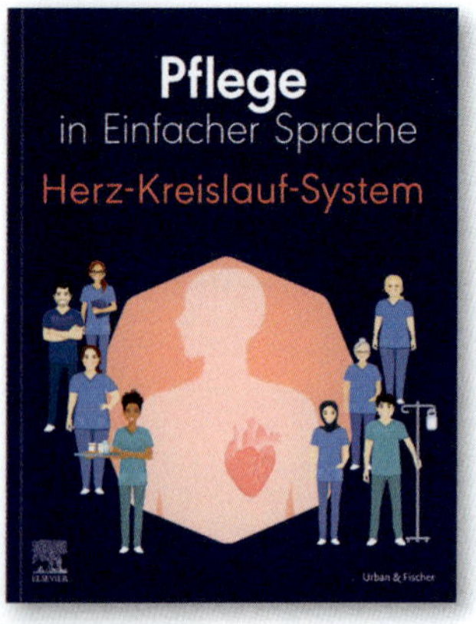

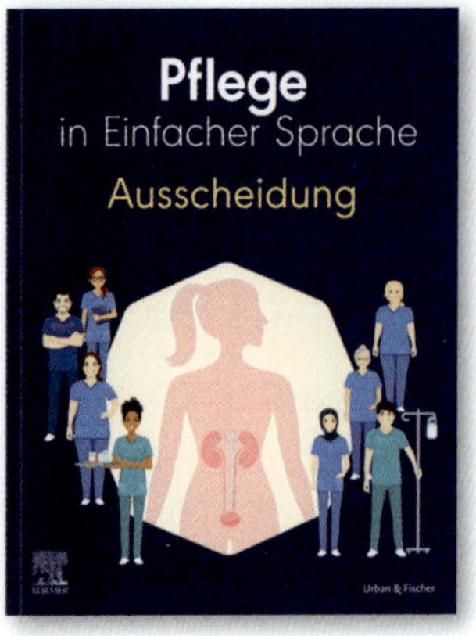

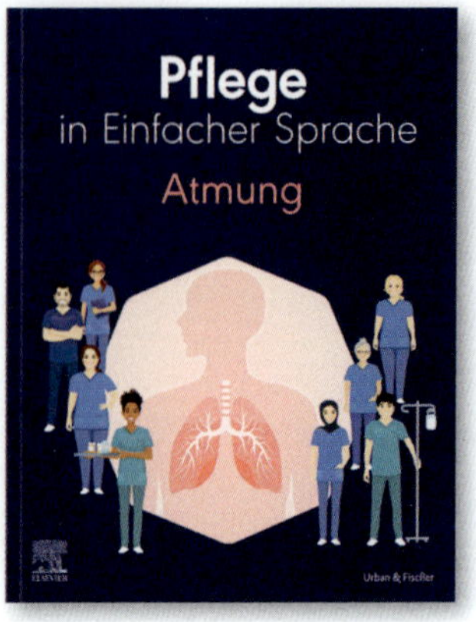

Pflege in Einfacher Sprache
Bewegung

Auswahl und Zusammenstellung der Inhalte: Diana Baer, München

Sprachliche Redaktion: Annette Gerstenkorn, Bochum

ELSEVIER

Elsevier GmbH, Bernhard-Wicki-Str. 5, 80636 München, Deutschland
Wir freuen uns über Ihr Feedback und Ihre Anregungen an kundendienst@elsevier.com

ISBN 978-3-437-26716-1
eISBN 978-3-437-09692-1

1. Auflage 2023

Wichtiger Hinweis für den Benutzer
Die medizinischen Wissenschaften unterliegen einem sehr schnellen Wissenszuwachs. Der stetige Wandel von Methoden, Wirkstoffen und Erkenntnissen ist allen an diesem Werk Beteiligten bewusst. Sowohl der Verlag als auch die Autorinnen und Autoren und alle, die an der Entstehung dieses Werkes beteiligt waren, haben große Sorgfalt darauf verwandt, dass die Angaben zu Methoden, Anweisungen, Produkten, Anwendungen oder Konzepten dem aktuellen Wissensstand zum Zeitpunkt der Fertigstellung des Werkes entsprechen.
Der Verlag kann jedoch keine Gewähr für Angaben zu Dosierung und Applikationsformen übernehmen. Es sollte stets eine unabhängige und sorgfältige Überprüfung von Diagnosen und Arzneimitteldosierungen sowie möglicher Kontraindikationen erfolgen. Jede Dosierung oder Applikation liegt in der Verantwortung der Anwenderin oder des Anwenders. Die Elsevier GmbH, die Autorinnen und Autoren und alle, die an der Entstehung des Werkes mitgewirkt haben, können keinerlei Haftung in Bezug auf jegliche Verletzung und/oder Schäden an Personen oder Eigentum, im Rahmen von Produkthaftung, Fahrlässigkeit oder anderweitig übernehmen.

Für die Vollständigkeit und Auswahl der aufgeführten Medikamente übernimmt der Verlag keine Gewähr.
Geschützte Warennamen (Warenzeichen) werden in der Regel besonders kenntlich gemacht (®). Aus dem Fehlen eines solchen Hinweises kann jedoch nicht automatisch geschlossen werden, dass es sich um einen freien Warennamen handelt.

Bibliografische Information der Deutschen Nationalbibliothek
Die Deutsche Nationalbibliothek verzeichnet diese Publikation in der Deutschen Nationalbibliografie; detaillierte bibliografische Daten sind im Internet über https://www.dnb.de abrufbar.

23 24 25 26 27 5 4 3 2 1

In ihren Veröffentlichungen verfolgt die Elsevier GmbH das Ziel, genderneutrale Formulierungen für Personengruppen zu verwenden. Um jedoch den Textfluss nicht zu stören sowie die gestalterische Freiheit nicht einzuschränken, wurden bisweilen Kompromisse eingegangen. Selbstverständlich sind **immer alle Geschlechter** gemeint.

Planung: Martina Lauster, München
Projektmanagement: Nicole Kopp, München
Redaktion: Annette Gerstenkorn, Bochum
Bildrechteklärung: Katja Sieger-Schauer und Ramona Mühlbauer, München
Layout: Christine Kosel und Nicole Kopp, München
Herstellung: Kadja Gericke, Dürnau
Satz: Thomson Digital, Noida/Indien
Druck und Bindung: EGEDSA Sabadell, Barcelona/Spanien
Umschlaggestaltung: Favoritbuero, München
Umschlagherstellung: SpieszDesign, Neu-Ulm
Titelbilder: Personen © Volha Hlinskaya/shutterstock, Organ © VectorMine/shutterstock

Aktuelle Informationen finden Sie im Internet unter **www.elsevier.de**

Vorwort

Liebe Leserin, lieber Leser,

„Wenn man etwas nicht einfach erklären kann, hat man es nicht verstanden.“
(A. Einstein)

Wir möchten, dass Sie alle Inhalte in der Pflegeausbildung verstehen.
Wir möchten, dass Sie Ihre Prüfung bestehen.
Wir möchten, dass Sie im Beruf richtig handeln und keine Fehler machen.

Sie interessieren sich für das Thema **Bewegung**.
Zum Thema Bewegung gibt es viele komplizierte Informationen und Zusammenhänge.
Dieses Buch ist deshalb in **Einfacher Sprache** geschrieben.

- Die Texte sind leichter zu verstehen als andere Texte.
- Es gibt wenige Fremdwörter.
- **Fachwörter** finden Sie hinten im Buch erklärt. Zusätzlich gibt es ein Wörterbuch in Einfacher Sprache in dieser Buchreihe.
- **Abbildungen** zeigen Ihnen die Wirklichkeit in der Praxis.
- **Farbige Kästen** heben wichtige Hinweise hervor.

Das bedeutet aber auch: Das Buch enthält nur die wichtigsten Informationen zu diesem Thema. Das Buch dient als Unterstützung und Ergänzung zu anderen Lehrbüchern.

In diesem Buch finden Sie eine Auswahl der Inhalte zum Thema **Bewegung**.
Zum Beispiel:

- Was muss ich beobachten?
- Wie erkenne ich eine gesunde Bewegung? Wie erkenne ich Abweichungen davon?
- Welche pflegerischen Handlungen führe ich durch? Zum Beispiel: Kontrakturenprophylaxe.
- Wie versorge ich eine Patientin mit Hüftgelenkdysplasie?

Mit dieser Buchreihe möchten wir Ihnen helfen, komplizierte Zusammenhänge zu verstehen. Damit werden Sie sicher für Ihren Berufsalltag und für die Prüfungen.

München, Januar 2023
Lektorat Pflege im Namen aller Mitwirkenden

Hinweise für Leserinnen und Leser

In diesem Buch finden Sie Informationen zum Thema **Bewegung**:

- Allgemeine Grundlagen. Wie funktioniert die Bewegung? Welche Organe sind beteiligt?
- Was passiert bei der Bewegung?
- Was beobachten Sie beim Patienten?
- Wie erkennt man eine normale Bewegung? Und wie bemerken Sie krankhafte Veränderungen?
- Wie können Sie den Patienten bei Problemen mit der Bewegung unterstützen?
- Sie lernen wichtige Krankheiten kennen.

Wichtige Wörter in diesem Buch sind **fett** gedruckt. Diese Wörter helfen Ihnen dabei, einen schnellen Überblick zu bekommen.
Einige Wörter sind **fett** und gelb markiert. Zum Beispiel: **Luxation**. Das sind Fachwörter zum Thema Bewegung. Diese Wörter werden am Ende des Buches im Kapitel Fachwörter erklärt.
Einige Wörter sind *kursiv* gedruckt. Zum Beispiel: *Muskeltonus*. Das sind allgemeine Fachwörter.

Am Ende des Buches finden Sie:

- **Abkürzungen:** Die Bedeutung von Abkürzungen aus dem Buch wird erklärt.
- **Fachwörter:** Hier werden die fett gedruckten und gelb markierten Fachwörter aus dem Buch erklärt.
- **Stichwörter:** Alle wichtigen Stichwörter aus dem Buch sind hier alphabetisch geordnet. Die Seitenzahlen geben an, auf welcher Seite mehr dazu steht.

Zusätzlich gibt es ein Wörterbuch in dieser Buchreihe. Darin werden in Einfacher Sprache viele pflegerische und medizinische Fachwörter erklärt.

Folgende Kästen helfen Ihnen bei der Orientierung.

Begriffserklärung

Dieser Kasten erklärt wichtige Begriffe: Was bedeutet das?

Merkhilfe

Dieser Kasten gibt Hinweise zum einfachen Merken: Was ist wichtig?

Praxistipp

Dieser Kasten gibt Tipps für die Praxis: Wie setze ich das im beruflichen Alltag um?

Notfall

Dieser Kasten erklärt Notfallsituationen: Was mache ich bei einem Notfall?

Fehler gefunden?

An unsere Inhalte haben wir sehr hohe Ansprüche. Trotz aller Sorgfalt kann es jedoch passieren, dass sich ein Fehler einschleicht. Oder dass fachlich-inhaltliche Aktualisierungen notwendig geworden sind.
Wenn ein relevanter Fehler entdeckt wird, stellen wir eine Korrektur zur Verfügung. Mit diesem QR-Code können Sie die Korrektur schnell abrufen.
https://else4.de/978-3-437-26716-1
Wir sind dankbar für jeden Hinweis. Damit helfen Sie uns, dieses Werk zu verbessern. Bitte richten Sie Ihre Anregungen, Lob und Kritik an folgende E-Mail-Adresse:
kundendienst@elsevier.com

Inhaltsverzeichnis

1 Was ist Bewegung?

Bewegung ist wichtig zum Leben.
Ohne Bewegungen sind viele alltägliche Dinge nicht möglich. Zum Beispiel Essen und Trinken. Und Sprechen und Schreiben. Dafür braucht man die **Muskeln.**
Bewegung gehört also zu den Grundbedürfnissen des Menschen. Bewegung ist **lebensnotwendig.**

Der Körper des Menschen hat zwei aufeinander abgestimmte Systeme, um sich bewegen zu können.
Diese beiden Systeme sind: der Bewegungsapparat und das Nervensystem.
Für Spannung und Beweglichkeit sorgen: **Knochen, Gelenke und Muskulatur.**
Für die Koordination der Bewegung und für die übergeordnete Steuerung sorgen: **Anteile vom Gehirn** und **Rückenmark.**

Doch was passiert beim Bewegen?
Wie ist der Bewegungsapparat anatomisch aufgebaut?
Wie wird Bewegung vom Gehirn gesteuert?
Welche krankhaften Veränderungen gibt es? Und wie entstehen sie?
Welche pflegerischen Maßnahmen gibt es zur Unterstützung?
Was ist Kinaesthetics?
Was ist die Frühmobilisation?
Warum ist die Kontrakturenprophylaxe so wichtig? Wie können Schäden beim Patienten vermieden werden?
Welche weiteren Prophylaxen im Zusammenhang mit Bewegung sind wichtig?
Dieses Buch gibt Ihnen Antworten. Veränderungen der Bewegung können erkannt werden. Sie lernen, professionell darauf zu reagieren.

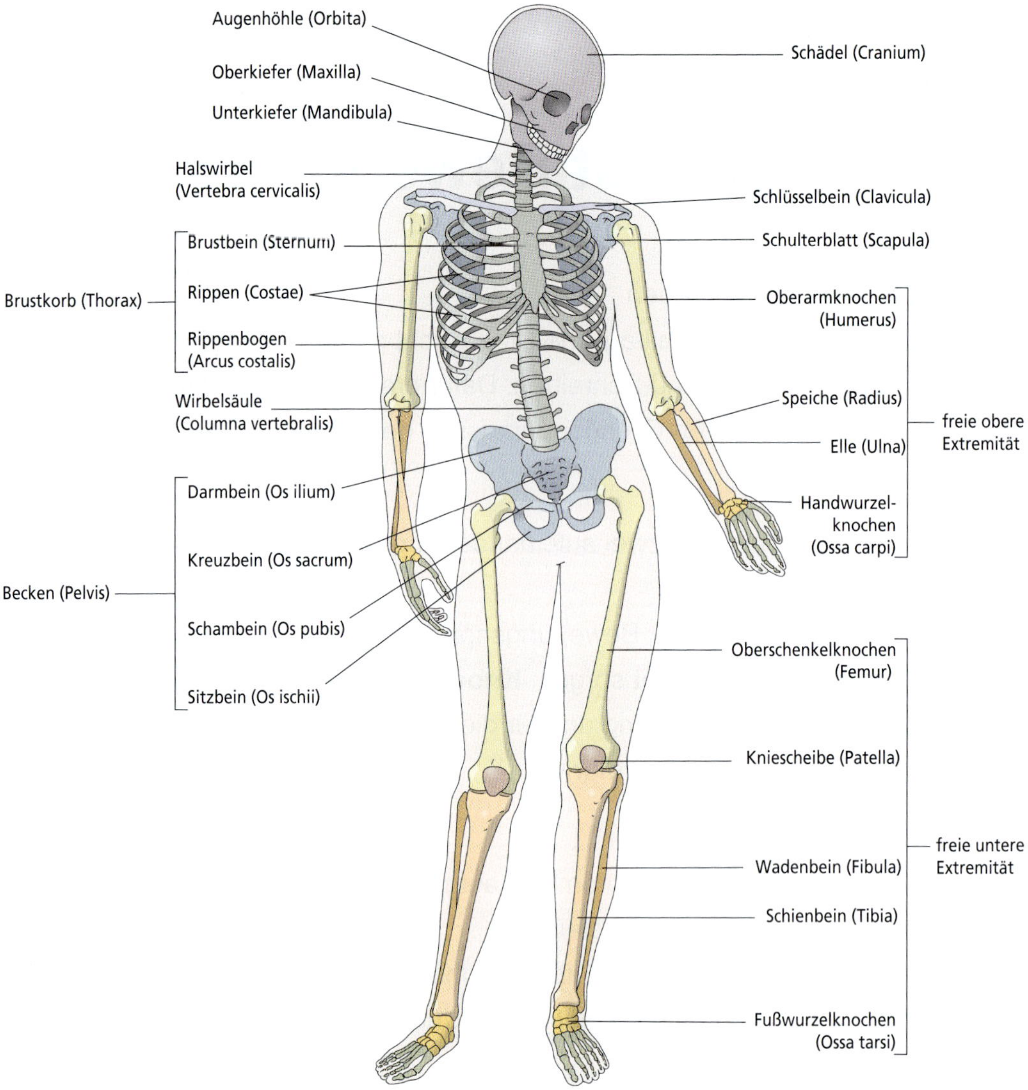

Abb. 1.1 Knochen
[L190]

1.1 Welche Organe braucht man zur Bewegung?

Zum Bewegungsapparat gehören: das knöcherne Skelett, die gelenkigen Verbindungen, die bindegewebigen Sehnen und Faszien (Hüllschichten) und die Muskulatur.

Die Knochen

Ein erwachsener Mensch hat etwa 200 **Knochen.** Die Knochen bestehen aus: **Knochenhaut** (*Periost*), **Knochenrinde, Spongiosa** (*Knochenbälkchen*) und **Knochenmark.** Die Knochen werden nach Aufbau und Funktionen in

unterschiedliche Knochentypen eingeteilt. Zum Beispiel Röhrenknochen, platte Knochen und kurze Knochen.
Durch einen hohen Anteil an **Mineralstoffen** sind die Knochen fest. Die Knochen speichern vor allem **Kalzium** und **Kalziumphosphate**.

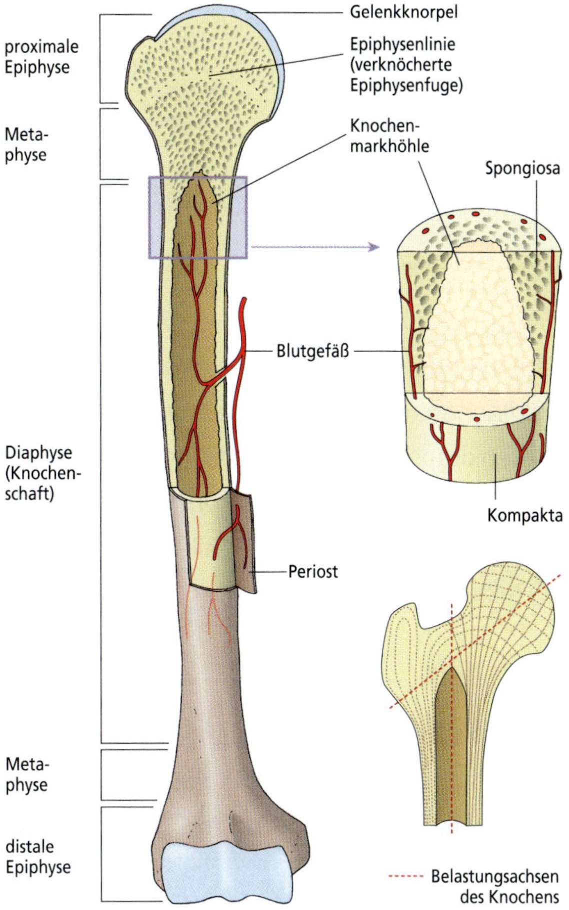

Abb. 1.2 Aufbau eines Röhrenknochens [L190]

Die Gelenke

Die **Gelenke** verbinden die **Knochen** miteinander. Sie sorgen für die Beweglichkeit vom knöchernen Skelett. Sie sind der Ort der **Körperbewegungen.**
Die Körperbewegungen finden nicht an den Knochen selbst statt. Die Körperbewegungen finden an den Verbindungsstellen zwischen den Knochen statt.
Es gibt unterschiedliche **Gelenkformen.**
Die verschiedenen Gelenkformen ermöglichen Bewegungen in verschiedenen Richtungen.
Es gibt zum Beispiel: Scharniergelenke, Zapfengelenke und Radgelenke, Eigelenke und Sattelgelenke.

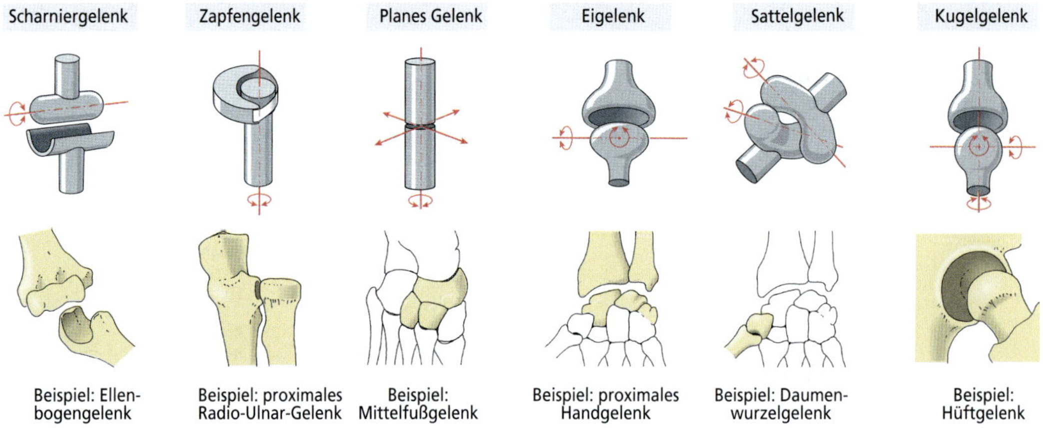

Abb. 1.3 Gelenkformen
[L190]

Ein Gelenk besteht aus den Anteilen der beteiligten Knochen: aus den knorpeligen Gelenkflächen, dem Gelenkspalt und der Gelenkkapsel.
Die Gelenkkapsel umhüllt das Gelenk. Und sie kleidet das Gelenk von innen aus. Die Gelenkinnenhaut (*Membrana synovialis*) produziert die Gelenkflüssigkeit (*Synovia*). Die **Synovia** benetzt die Gelenkflächen. Damit ermöglicht die Synovia ein Bewegen ohne Reibung.

Merkhilfe

Bei einer **Luxation** (*Verrenkung, Auskugelung*) verschieben sich die Gelenkflächen. Die Gelenkflächen haben keinen Kontakt mehr zueinander.
Je beweglicher ein Gelenk ist, desto größer ist das Risiko für eine Luxation.

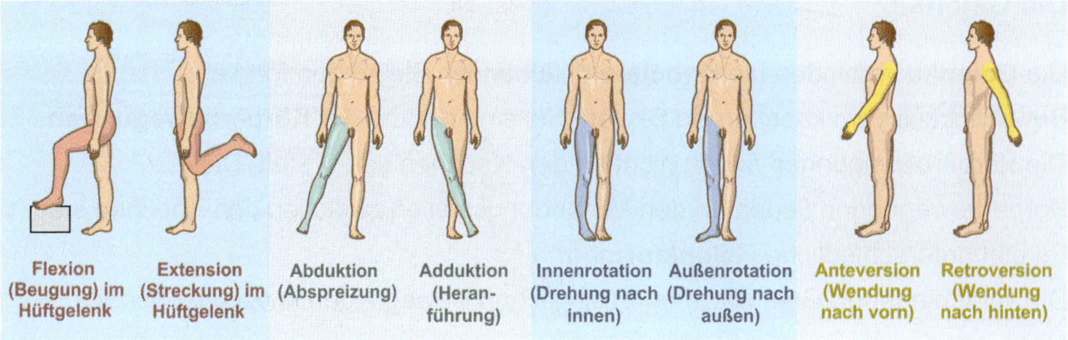

Abb. 1.4 Bewegungsrichtungen der Gelenke
[L138]

Die Sehnen und Faszien

Sehnen und **Faszien** und andere Strukturen des Bindegewebes erfüllen im Bewegungsapparat drei wichtige Aufgaben:

- Sie verbinden Knochen und Muskeln.
- Sie stabilisieren die Gelenke.
- Sie dienen als Schutzgewebe. Damit werden Knochen und Gelenke vor Schäden durch Druck und Reibung bewahrt.

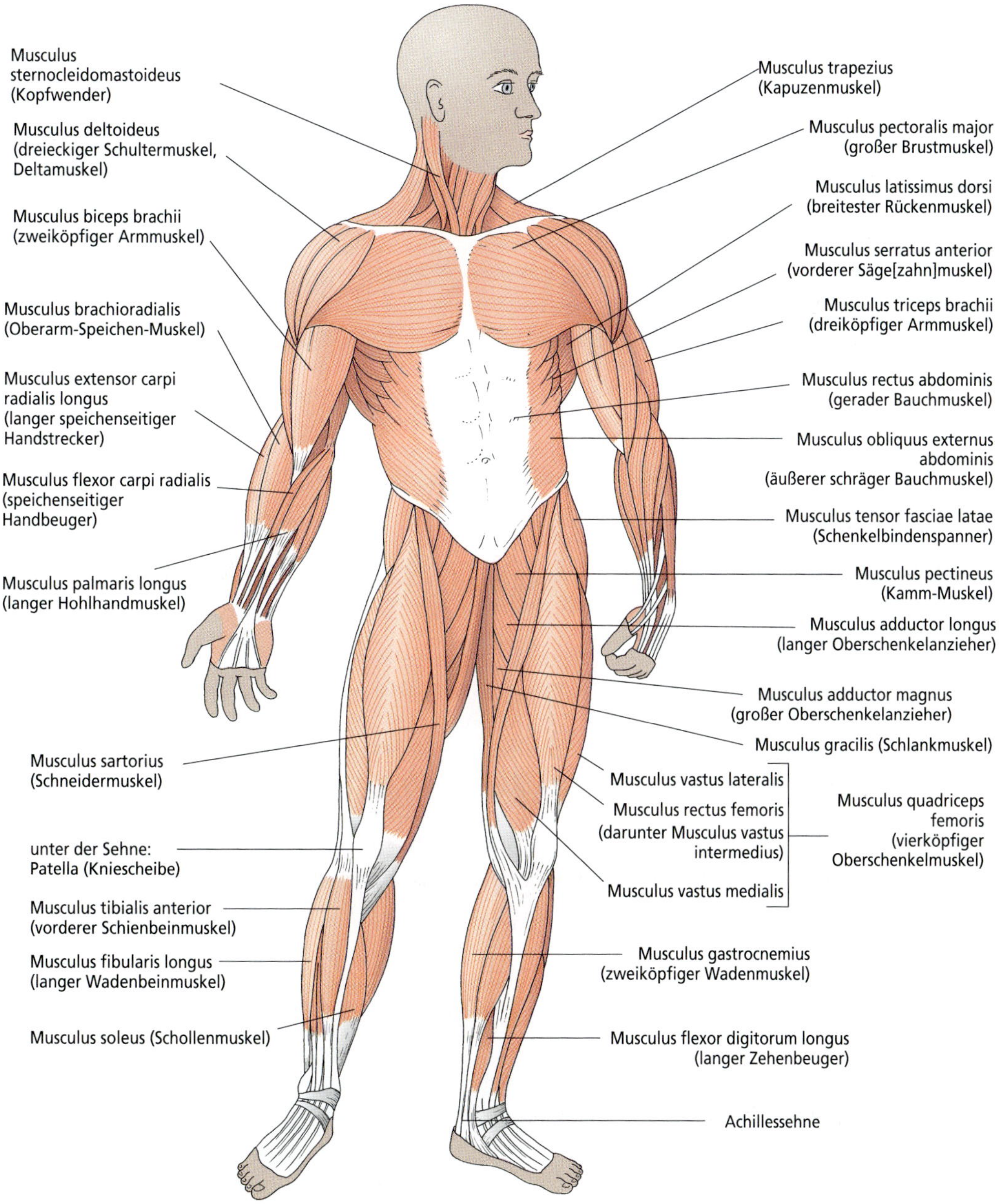

Abb. 1.5 Oberflächliche Skelettmuskulatur (von vorn) [L190]

Die Muskulatur

Es gibt Skelettmuskulatur und Organmuskulatur.
Die **Skelettmuskulatur** unterscheidet sich von der glatten **Organmuskulatur.** Im Mikroskop sieht man die Querstreifung der Sekelettmuskulatur. Man nennt sie deshalb auch quergestreifte Muskulatur. Die Skelettmuskeln gehören wie die Herzmuskulatur zur quergestreiften Muskulatur.

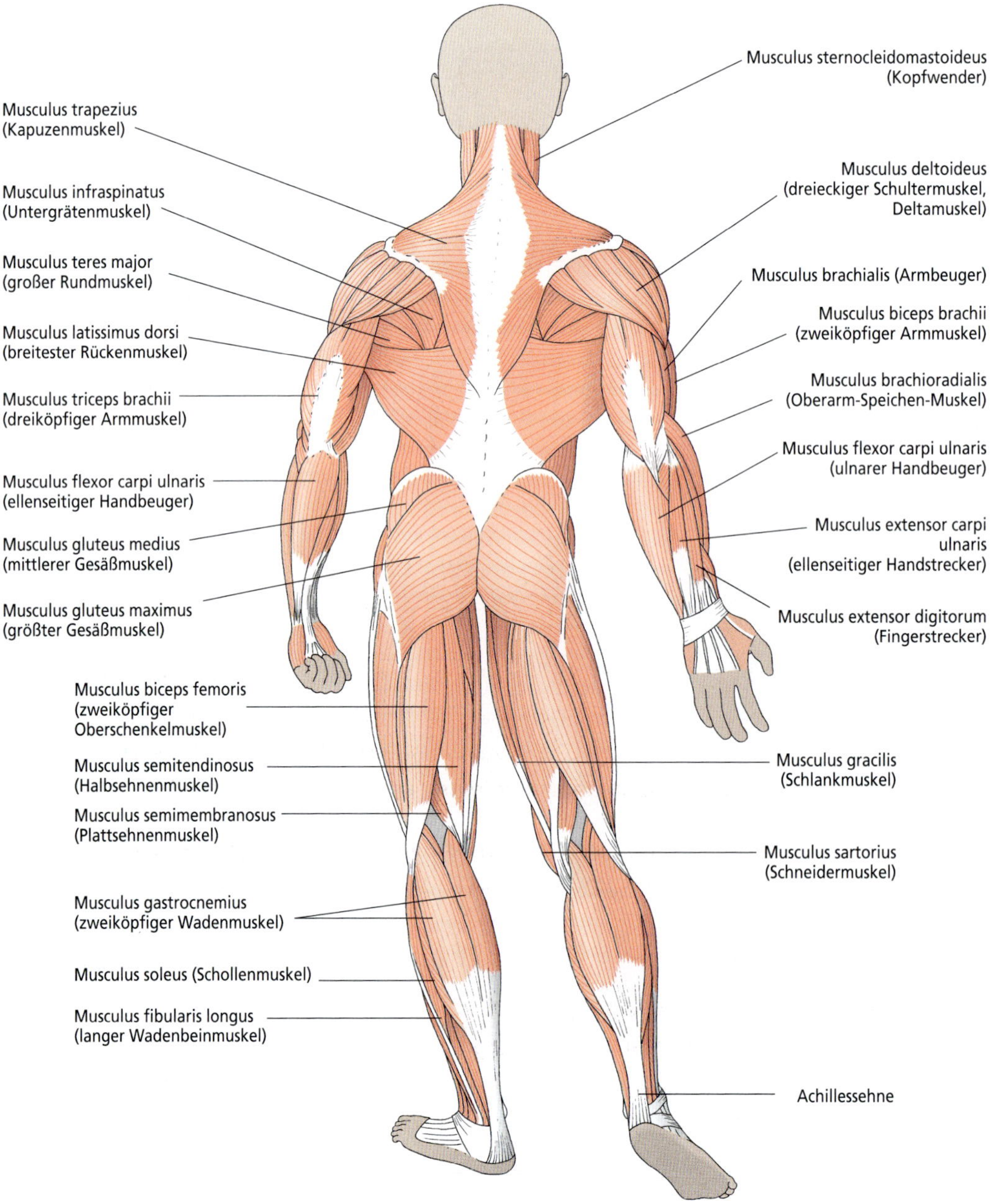

Abb. 1.6 Oberflächliche Skelettmuskulatur (von hinten) [L190]

Aufgaben der Muskulatur

Die wichtigsten Aufgaben der Skelettmuskulatur sind: die Bewegung und die Haltung des Körpers. Die Skelettmuskulatur ermöglicht die vollständige Bewegung. Sie ermöglicht auch sehr genaue Bewegungen. Zum Beispiel beim Sprechen. Und sie ermöglicht sehr kraftvolle Bewegungen. Zum Beispiel beim Springen oder Laufen. Außerdem ist die Skelettmuskulatur dafür verantwortlich, dass der Körper eine aufrechte Haltung einnimmt. Damit hält der Körper sein Gleichgewicht. Weitere Aufgaben der Skelettmuskulatur sind: die Produktion von Wärme sowie die Verarbeitung und Speicherung von Energie.

Tab. 1.1 Funktionen der Skelettmuskulatur

Funktionen	Erklärung	Beispiel
Bewegung	Aktive Bewegung durch Zusammenziehen eines Muskels. Diesen Muskel nennt man Spieler (**Agonist**). Gleichzeitige Dehnung des gegensätzlichen Muskels. Diesen Muskel nennt man Gegenspieler (**Antagonist**).	Bewegung des zweiköpfigen Armbeugemuskels (Agonist) führt zur Beugung im Ellenbogengelenk. Der dreiköpfige Armmuskel wird als Strecker (Antagonist) dabei gedehnt.
Körperhaltung und Körperspannung	Der Spannungszustand der Muskulatur wird von außen durch die Schwerkraft beeinflusst. Die Spannung entsteht durch die elastischen Fähigkeiten des Muskelgewebes. Und durch unbewusste Bewegungen der Rumpfmuskulatur.	Im Stand spannen sich die Muskelgruppen der Rückenmuskulatur an. Sie halten den Körper aufrecht.
Wärmeproduktion	Der Muskel braucht für die Bewegung einen Energieträger. Dieser heißt **A**denosin**tri**phosphat (*ATP, energiereiches Molekül*). ATP wird bei der Erregung der Muskelzelle gespalten. Dadurch wird Energie frei. Diese Energie wird nur teilweise für die Bewegung benötigt. Der Rest wird als Wärme abgegeben.	Bei körperlicher Arbeit oder beim Sport wird sehr viel Wärme produziert. Der Körper muss diese abgeben. Zum Beispiel durch Schwitzen.
Energiespeicher	Muskelzellen können mithilfe von Insulin **Glukose** in **Glykogen** umwandeln und speichern.	

Begriffserklärung

Agonist bedeutet Spieler.
Antagonist bedeutet Gegenspieler.
Kontraktion bedeutet Zusammenziehen.
Musculus biceps brachii ist Latein und bezeichnet den zweiköpfigen Armbeugemuskel.
Musculus triceps brachii ist Latein und bezeichnet den dreiköpfigen Armmuskel.
Tonus bedeutet Spannungszustand.
Glukose ist Griechisch und heißt Traubenzucker.
Glykogen ist Griechisch und bezeichnet den Vielfachzucker aus Glukose.

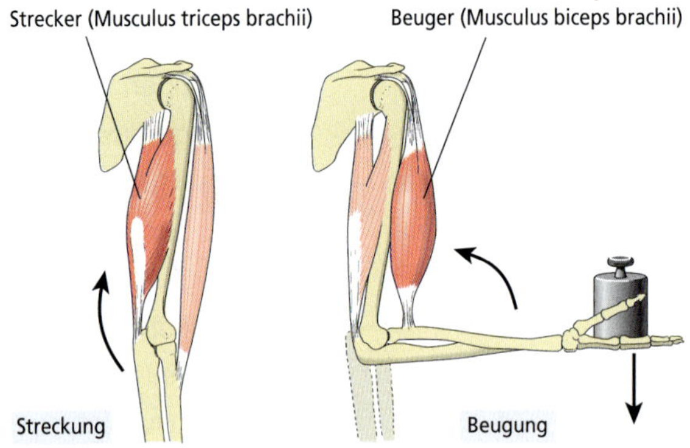

Abb. 1.7 Die Beziehung zwischen Agonist und Antagonist [L190]

1.2 Was ist Bewegung?

Mobilität

Begriffserklärung

Mobilis ist Latein und bedeutet **beweglich.** Mobilität bedeutet Beweglichkeit.

Bewegung ist **mehrdimensional.** Das bedeutet, dass sich ein Begriff nicht nur auf eine Sache beschränkt. Bewegung bezieht sich auf den Körper und auch auf die geistige und soziale Beweglichkeit.

Was gehört zur Mobilität?

Aspekte der Mobilität sind:

- körperliche Mobilität
- geistig-emotionale Mobilität
- soziale Mobilität

Unter Mobilität versteht man oft etwas Gutes. Viele Menschen verbinden Mobilität mit folgenden Eigenschaften:

- anpassungsfähig
- aktiv
- einsatzbereit
- lebendig
- munter

Die Mobilität ist eine Fähigkeit. Sie dient der eigenen Bewegung. Damit ist Mobilität eine wichtige Voraussetzung für Wahrnehmung und Kommunikation.
Die Mobilität ermöglicht Menschen, selbst über sich zu bestimmen.

Was beeinflusst die Mobilität des Menschen?

Einflussfaktoren auf die Mobilität eines Menschen sind:

- physiologische und biologische Faktoren – Wie ist der Gesundheitszustand? Lässt er Bewegung leicht zu?
- seelisch-geistige Faktoren – Welche Motivation und Ziele hat der Einzelne, um sich zu bewegen?
- soziokulturelle Faktoren – Wie aktiv sind Freunde und Familie?
- Umgebungsfaktoren – Gibt es einen Aufzug?

Wie verändert sich die Bewegung im Laufe des Lebens?

Wie bewegen sich Kinder?

Mit dem 1. Lebensjahr beginnt ein Kind, seinen Körper aufzurichten und zu gehen.
Das Kind erkennt, dass es selbstständig den Ort wechseln kann.
Die Entwicklung entsteht durch die Zusammenarbeit von **zentralem Nervensystem** und **Bewegungsapparat.**

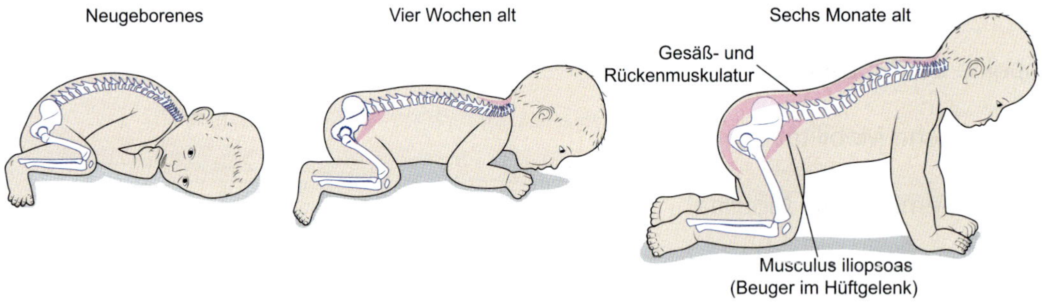

Abb. 1.8 Entwicklung der Wirbelsäulenkrümmung [L264]

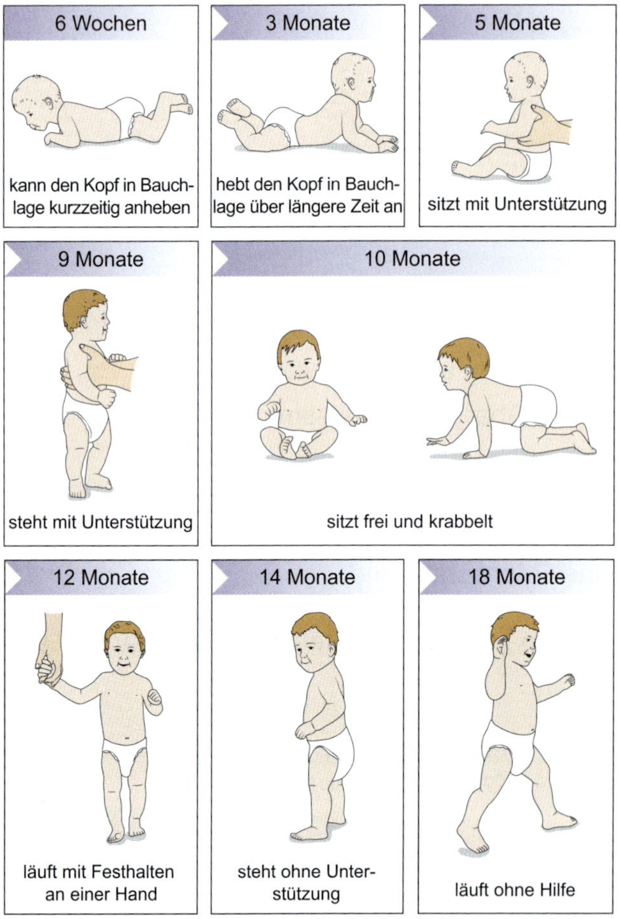

Abb. 1.9 Entwicklung der kindlichen Motorik [L264]

Im 6. Lebensmonat krümmt sich die Wirbelsäule. Und die **Extremitäten** werden gekrümmt. Bis das Kind aufrecht stehen kann.

Begriffserklärung

Motorik bezeichnet die Gesamtheit der aktiven, koordinierten Bewegungen des menschlichen Körpers. Die Bewegungen werden vom Gehirn aus gesteuert.
Sensorik bedeutet die Fähigkeit zur Wahrnehmung von Reizen und von Körperzuständen.
Sensomotorisch bedeutet das Zusammenspiel von **Sensorik** und **Motorik**. Das heißt, die Wahrnehmung von Reizen und die Bewegung spielen zusammen. Damit kann der Mensch reagieren. Zum Beispiel: Hand nimmt warme Herdplatte wahr, Mensch zieht die Hand weg.
Extremität bedeutet äußerstes Ende. Beim menschlichen Körper sind das die Arme und Hände. Sie werden obere Extremitäten genannt. Und es sind die Beine und Füße. Sie werden untere Extremitäten genannt.

Je älter das Kind wird, desto besser kann es sehen. Dadurch greift es auch nach Gegenständen, die es sieht. Mit 5 Monaten kann ein Kind gezielt nach Sachen greifen. Dies nennt man **Feinmotorik**.

Wie bewegen sich Erwachsene?

Erwachsene Menschen haben als Kind gelernt, wie man sich bewegt. Daher können Bewegungen **unbewusst** ausgeführt werden. Zum Beispiel: Stehen, Gehen oder Laufen. Und Schwimmen oder Fahrradfahren.
Die *motorische Lernfähigkeit* bleibt ein Leben lang bestehen. Das heißt, man kann auch im Alter neue Bewegungen lernen. Und bereits gelernte Bewegungen können verändert werden.

Welche Veränderungen treten beim alten Menschen auf?

Drei wichtige Dinge verändern sich beim alten Menschen:

- Die Belastbarkeit der Organe nimmt ab.
- Die Kraft und die Ausdauer der Muskulatur nehmen ab.
- Der Bewegungsumfang der Gelenke nimmt ab.

Diese drei Faktoren beeinflussen sich gegenseitig. Das heißt:
Wenn die **Gelenkbeweglichkeit** abnimmt, dann verliert auch die Muskulatur Kraft und Ausdauer. Denn die Muskulatur ist von einem regelmäßigen Training abhängig.

Der **Bewegungsumfang der Gelenke** wird durch arthrotische (*gelenkverschleißende*) Veränderungen im Gelenk weniger.
Im Alter führen vor allem Arthrosen der Hüftgelenke und Arthrosen der Kniegelenke zu einer **geringeren Bewegungsfähigkeit**.

Wie kann man den Rücken gesund halten?

Das Zentrum der Beweglichkeit und des aufrechten Ganges ist die Wirbelsäule.
Die Wirbelsäule hat viele **gelenkige Verbindungen.** Und sie hat eine **stabilisierende Muskulatur.**

Die Wirbelsäule hat viele Aufgaben:

- Körper und Kopf werden aufrecht gehalten und gestützt. Dadurch ist der aufrechte Gang möglich.
- Die gelenkigen Verbindungen und die Muskulatur ermöglichen die Beweglichkeit nach vorne, nach hinten und zur Seite.
- Das Rückenmark wird durch die knöcherne Wirbelsäule geschützt.
- Die Bandscheiben der Wirbelsäule fangen Stöße ab. Zum Beispiel beim Gehen und Laufen. Sie schützen so das Gehirn und den Körper vor Erschütterungen.

Bandscheibenvorfälle und **Rückenschmerzen** sind häufige Ursachen einer Arbeitsunfähigkeit. Sie entstehen oft durch berufliche Belastungen. Zum Beispiel durch langes Sitzen oder durch schweres Heben.

Begriffserklärung

Bandscheibenvorfall
Vorwölbung oder Austritt von Bandscheibengewebe in die Zwischenwirbellöcher oder in den Wirbelkanal. Dabei werden Spinalnervenwurzeln oder das Rückenmark zusammengedrückt.
Durch diese **Kompression** entstehen Symptome wie **Schmerzen, taubes Gefühl** oder **Lähmungen**.

Daher ist das **Erhalten der Rückengesundheit** sehr wichtig.
Auch Pflegefachpersonen müssen auf ihre Rückengesundheit achten. Und diese erhalten.

Zum Beispiel durch

- Bewegungen im Alltag wie Gehen, Laufen, Fahrradfahren
- Sport wie Schwimmen oder Tanzen
- Rückenübungen zur Stärkung der Rückenmuskulatur und der Bauchmuskulatur
- Entspannung wie Yoga, Dehnen, Strecken
- rückenschonende Arbeit

Praxistipp

Wie arbeitet man rückenschonend?

- Im **Alltag:** Heben mit geradem Rücken, Lasten körpernah tragen, Lasten **symmetrisch** auf beide Körperseiten verteilen, Sitzpositionen häufig wechseln.
- In der **Pflege:** rückengerechter Patiententransfer, Anwendung von Hilfsmitteln wie Liftern, Anwendung von kinästhetischen Grundsätzen. Diese werden in Kapitel 4.2 beschrieben.

2 Beobachtung der Bewegung

Die **Beobachtung der Bewegung** ist eine wichtige Aufgabe für Pflegefachpersonen. Beobachtung ist eine **Überwachungsmaßnahme.**
Durch genaues Beobachten gewinnt man Informationen über den Patienten.
Diese Informationen braucht man, um Entscheidungen für die Behandlung des Patienten zu treffen.
Die Wahrnehmung der Bewegung anderer Menschen hat eine große kommunikative und soziale Bedeutung.
Wir erkennen den anderen daran, wie er sich bewegt. Zum Beispiel am Gang. Der Gang ist bei jedem Menschen anders. Wir interpretieren auch die Stimmung des anderen über die Art seiner Bewegungen.

2.1 Wer braucht eine genaue Beobachtung der Bewegung?

Bei der **Beobachtung der Bewegung** werden die genauen Bewegungsfähigkeiten des Bewegungsapparates angeschaut. Und es werden die Anteile der zentralen Steuerung beachtet: Gehirn und Rückenmark.
Dabei wird das Alter des Patienten beachtet.

Pflegefachpersonen führen eine **genaue Beobachtung der Bewegung** durch bei:

- der Aufnahme der Patienten
- Patienten mit Erkrankungen des Bewegungsapparates
- Patienten mit Sturzgefahr
- frisch operierten Patienten
- bewusstlosen Patienten
- bewusstseinseingeschränkten Patienten
- Patienten mit Hirnverletzungen
- Patienten mit Hirnerkrankungen

- schwer kranken Patienten
- Patienten auf einer Intensivstation

Kriterien zur Beobachtung der Bewegung sind:

- Wie **beweglich** sind die Gelenke?
- Wie viel **Kraft** hat der Patient?
- **Wie** führt der Patient **Bewegungen** aus? Das Fachwort dafür ist: *Koordination.*
- Kann der Patient die Bewegung **zielgerichtet** ausführen?
- Kann der Patient sein **Gleichgewicht** halten?
- Wie **aufrecht** steht der Patient? Das Fachwort dafür ist: *Körperhaltung.*
- Wie ist die **Spannung** des Muskels in Ruhe? Das Fachwort dafür ist: *Muskeltonus.*
- Wie **nimmt** der Patient seinen **Körper wahr**? Das Fachwort dafür ist: *Körperschema.*

2.2 Was beobachten Pflegefachpersonen?

Die genaue **Beobachtung der Bewegung** machen Sie immer gleich. Sie beachten:

- **Beweglichkeit** der **Gelenke:** Können die Gelenke im vollen Bewegungsumfang genutzt werden? Hat der Patient Schmerzen beim Bewegen?
- **Kraft:** Baut sich die Kraft angemessen auf? Und **symmetrisch**?
- **Koordination** und **Zielgerichtetheit:** Sind die Bewegungen flüssig? Können die Bewegungen vom Patienten genau gesteuert werden? Wird zu viel oder zu wenig Kraft verwendet?
- **Gleichgewicht:** Kann der Patient das Gleichgewicht halten? Steht er sicher oder schwankt er?
- **Körperhaltung** und **Muskeltonus:** Ist eine Grundspannung vorhanden? Weist die Körperhaltung auf Gefühle des Patienten hin? Weist sie auf Schmerzen hin?
- **Körperschema:** Ist der Patient orientiert zur Person und zum Raum? Nimmt er die Grenzen des Körpers wahr? Kann der Patient um Hindernisse herumgehen?

Wie beobachten Pflegefachpersonen?

Pflegefachpersonen **beobachten:**

- Körperhaltung, Standstabilität und Sitzstabilität
- Gangbild
- individuelle Bewegungsmuster
- Bewegungssteuerung und Bewegungskoordination
- Körperlage

Pflegefachpersonen **hören:**

- Schmerzäußerungen des Patienten
- Geräusche beim Gehen. Zum Beispiel: Schlurfen, Stapfen. Geräusche bei anderen Bewegungen. Zum Beispiel: Gelenkknacken, Gelenkreiben.

Pflegefachpersonen **spüren:**

- Blockaden und Reibung bei der Bewegung der Gelenke
- Verhärtungen und Verspannungen der Muskeln
- Weichheit oder eine geringe Muskelspannung

Zur Beobachtung werden folgende Methoden genutzt:
Neutral-Null-Methode: Zum Testen der Gelenkbeweglichkeit. Das Ergebnis gibt man in Winkelgraden an. Siehe Abbildung 2.1 und 2.7.
Armhalteversuch: Zum Testen der Kraft. Der Patient schließt die Augen. Dann muss er die Arme ausstrecken. In zurückgebeugter Stellung soll er die Hand nach außen drehen. Das Fachwort dafür heißt: *Supination*.
Finger-Nase-Versuch: Zum Testen der Koordination. Der Patient schließt die Augen. Dann wird der Zeigefinger in einer weiten Bewegung zur Nasenspitze geführt.
Romberg-Test: Zum Testen des Gleichgewichts. Der Patient schließt die Augen. Dann wird getestet, wie sicher der Patient auf beiden Beinen oder auf einem Bein steht.
Um den **Muskeltonus** zu testen, bewegt die Pflegefachperson einen Arm oder ein Bein des Patienten. Der Patient ist dabei nicht aktiv.
Um das **Körperschema** zu testen, gibt es die Prüfung der **Finger-Gnosie**. Gnosis ist das Fachwort für: Erkenntnis. Dabei bezeichnet der Patient die Lage seiner Finger bei geschlossenen Augen.

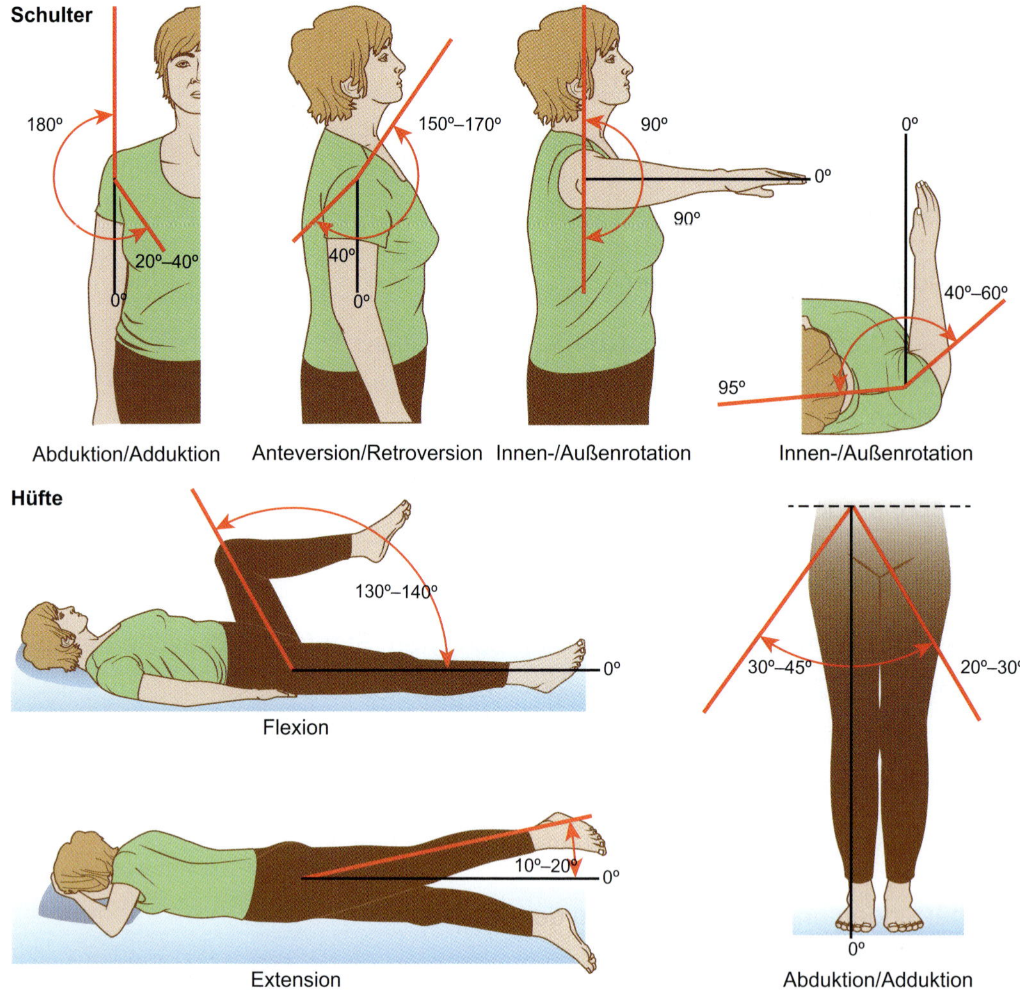

Abb. 2.1 Neutral-Null-Methode [L255]

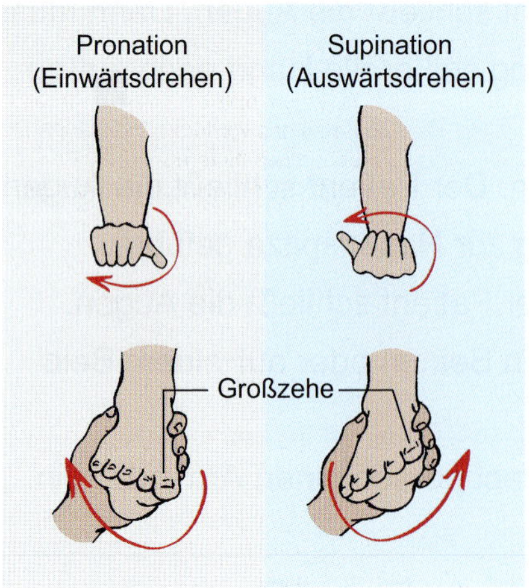

Abb. 2.2 Pronation und Supination [L190]

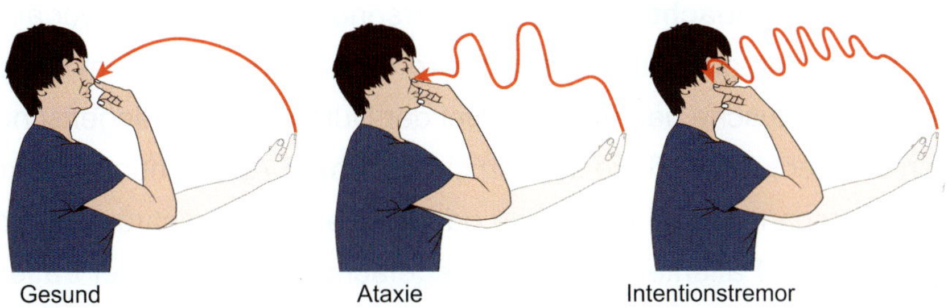

Abb. 2.3 Finger-Nase-Versuch
[L255]

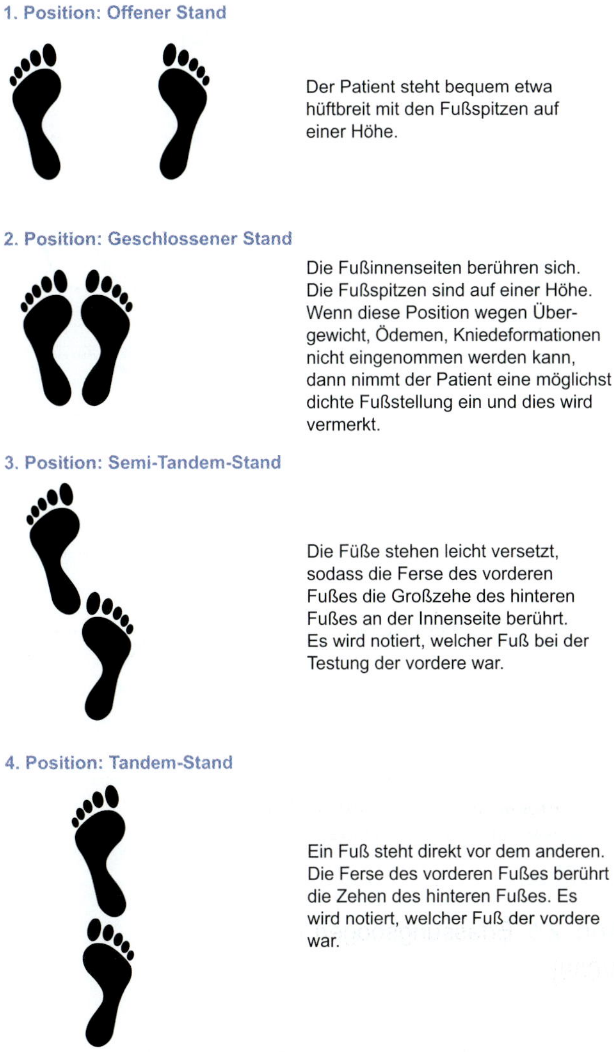
1. Position: Offener Stand
Der Patient steht bequem etwa hüftbreit mit den Fußspitzen auf einer Höhe.
2. Position: Geschlossener Stand
Die Fußinnenseiten berühren sich. Die Fußspitzen sind auf einer Höhe. Wenn diese Position wegen Übergewicht, Ödemen, Kniedeformationen nicht eingenommen werden kann, dann nimmt der Patient eine möglichst dichte Fußstellung ein und dies wird vermerkt.
3. Position: Semi-Tandem-Stand
Die Füße stehen leicht versetzt, sodass die Ferse des vorderen Fußes die Großzehe des hinteren Fußes an der Innenseite berührt. Es wird notiert, welcher Fuß bei der Testung der vordere war.
4. Position: Tandem-Stand
Ein Fuß steht direkt vor dem anderen. Die Ferse des vorderen Fußes berührt die Zehen des hinteren Fußes. Es wird notiert, welcher Fuß der vordere war.

Abb. 2.4 Romberg-Test
[L143]

Dokumentation

Die Pflegefachperson schreibt alle Beobachtungen auf. Das Fachwort dafür heißt: **Dokumentation.**

2

Zur Datenerhebung **beobachten** Pflegefachpersonen den Patienten vor allem mit den **Augen.** Sie achten aber auch auf **hörbare Veränderungen.** Zum Beispiel auf schlurfende Geräusche beim Gehen. Bei der Durchführung pflegerischer Maßnahmen wie der Körperpflege können sie **spürbare** Abweichungen erkennen. Zum Beispiel: Verspannungen im Rücken oder Bewegungseinschränkungen.
Im Gespräch mit dem Patienten erfahren Pflegefachpersonen, ob der Patient Schmerzen oder andere Beeinträchtigungen hat. Zum Beispiel beim Treppensteigen.
Die Dokumentation erfolgt in einer Verlaufskurve oder auf einem Überwachungsblatt.
Und sie wird im Pflegebericht aufgeschrieben. Ein Beispiel ist:
Herr Müller hat aufgrund seiner Parkinson-Erkrankung Probleme mit dem Gleichgewicht. Er ist sturzgefährdet.

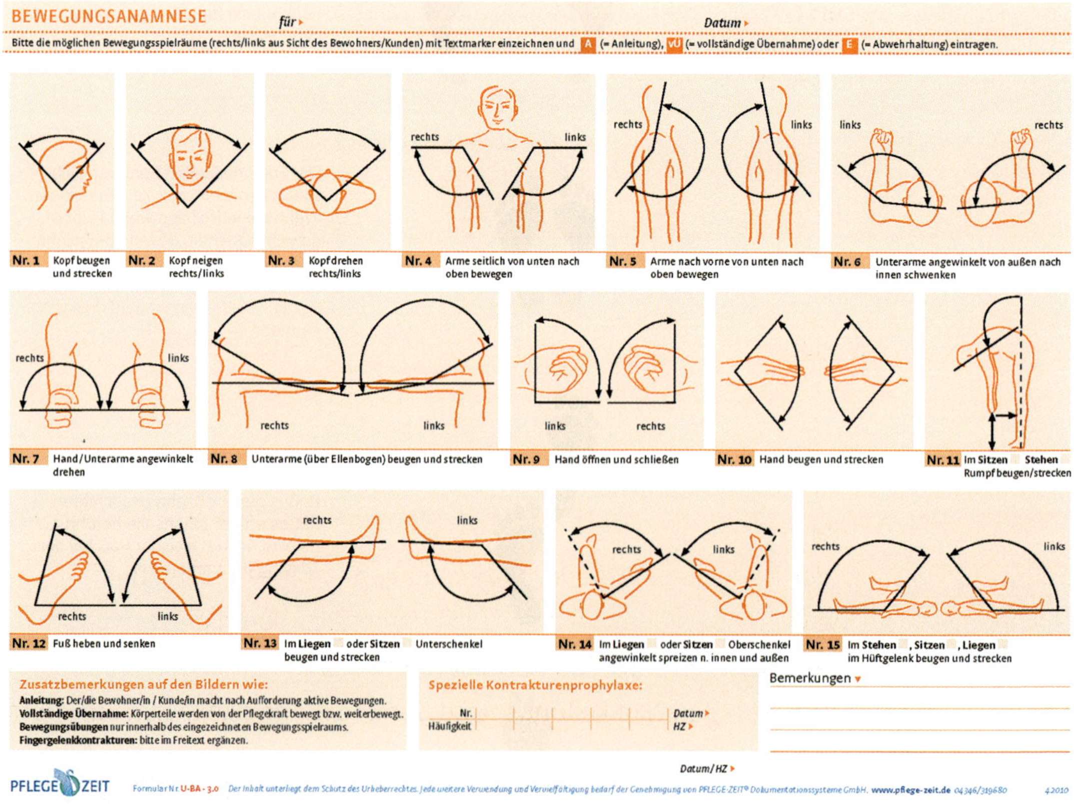
BEWEGUNGSANAMNESE für ▸ Datum ▸
Bitte die möglichen Bewegungsspielräume (rechts/links aus Sicht des Bewohners/Kunden) mit Textmarker einzeichnen und A (= Anleitung), vÜ (= vollständige Übernahme) oder E (= Abwehrhaltung) eintragen.

Nr. 1 Kopf beugen und strecken
Nr. 2 Kopf neigen rechts/links
Nr. 3 Kopfdrehen rechts/links
Nr. 4 Arme seitlich von unten nach oben bewegen
Nr. 5 Arme nach vorne von unten nach oben bewegen
Nr. 6 Unterarme angewinkelt von außen nach innen schwenken
Nr. 7 Hand/Unterarme angewinkelt drehen
Nr. 8 Unterarme (über Ellenbogen) beugen und strecken
Nr. 9 Hand öffnen und schließen
Nr. 10 Hand beugen und strecken
Nr. 11 Im Sitzen Stehen Rumpf beugen/strecken
Nr. 12 Fuß heben und senken
Nr. 13 Im Liegen oder Sitzen Unterschenkel beugen und strecken
Nr. 14 Im Liegen oder Sitzen Oberschenkel angewinkelt spreizen n. innen und außen
Nr. 15 Im Stehen , Sitzen , Liegen im Hüftgelenk beugen und strecken

Zusatzbemerkungen auf den Bildern wie:
Anleitung: Der/die Bewohner/in / Kunde/in macht nach Aufforderung aktive Bewegungen.
Vollständige Übernahme: Körperteile werden von der Pflegekraft bewegt bzw. weiterbewegt.
Bewegungsübungen nur innerhalb des eingezeichneten Bewegungsspielraums.
Fingergelenkkontrakturen: bitte im Freitext ergänzen.

Spezielle Kontrakturenprophylaxe:
Nr. Datum ▸
Häufigkeit HZ ▸

Bemerkungen ▾

Datum/HZ ▸

PFLEGE ZEIT Formular Nr. U-BA - 3.0 Der Inhalt unterliegt dem Schutz des Urheberrechtes. Jede weitere Verwendung und Vervielfältigung bedarf der Genehmigung von PFLEGE-ZEIT® Dokumentationssysteme GmbH. www.pflege-zeit.de 04346/319680 4.2010

Abb. 2.5 Erfassungsbogen
[V639]

Abbildung 2.5. zeigt einen Erfassungsbogen zur Bewegungsanamnese. Damit können die Bewegungsfähigkeit und der Bewegungsspielraum eines Erwachsenen dokumentiert werden.

2.3 Die gesunde Bewegung

Zu den Aufgaben der Pflegefachperson gehört die Beobachtung des Patienten. Die Bewegungen sind bei den Patienten sehr unterschiedlich. Denn es gibt eine große Menge von erlernten Bewegungsmustern, die bei jedem Menschen anders sind.

Praxistipp

Um die **Bewegungsfähigkeit des gesamten Körpers** zu beurteilen, kann man das **Gangbild** beobachten. Dabei muss man immer das Alter des Patienten beachten.

Am **Gangbild** lassen sich folgende Kriterien gut beobachten:

- Beweglichkeit der Gelenke
- Kraft
- Koordination und Zielgerichtetheit
- Gleichgewicht
- Körperhaltung und Muskeltonus
- Körperschema

Für große Schritte und einen schnellen Gang braucht der Mensch Muskelkraft und die Beweglichkeit der Gelenke.
Außerdem braucht der Mensch eine sichere Koordination und das Halten des Gleichgewichts. Das Gleichgewicht wird zusätzlich unterstützt durch die normalen Bewegungen des gesamten Körpers. Die normalen Bewegungen des gesamten Körpers sind möglich durch den Muskeltonus. Und durch die Fähigkeit, sich im Raum zu orientieren.

Bewegungsfähigkeit

Der Begriff **Normalität** ist bei der Bewegungsfähigkeit sehr vielseitig. Denn die Bewegungsausprägungen sind bei jedem Menschen sehr verschiedenen.
„Normale Bewegung" wird allgemein beschrieben als

- individuell
- automatisiert

- harmonisch
- schmerzfrei
- flüssig
- ökonomisch

2

Gesunde, kraftvolle Bewegung kann beschrieben werden durch:

- **aufrechten** und sicheren **Gang** und Sitz
- volle **Beweglichkeit der Gelenke**
- normalen **Muskeltonus**
- koordinierten, **flüssigen Bewegungsablauf**
- **Kontrolle der Körperstellung** im Raum
- Bewegung und Bewegungsveränderungen sind im **Gleichgewicht**

Die Bewegungsfähigkeit des Menschen verändert sich mit dem **Alter.** Im Alter lässt meistens die Beweglichkeit nach. Je regelmäßiger sich ein Mensch bewegt, umso beweglicher bleibt er bis ins hohe Alter.
In der folgenden Tabelle wird die **normale Bewegungsfähigkeit** am Beispiel der Gangbilder erklärt. Dabei werden die verschiedenen Altersgruppen beachtet. Und es werden die Kriterien für Bewegungsfähigkeit beachtet.

Tab. 2.1 Gangbilder

	Kind	Erwachsener	alter Mensch
Beweglichkeit der Gelenke	Bewegungsumfang der Beine ist geprägt durch die typische X-Beinstellung. Und durch die Stellung als Knick-Senkfuß.	**Symmetrisches** Gangbild. Voller Bewegungs-umfang der Gelenke.	Schrittlänge wird **kleiner,** weil die Bewegungsumfänge der Gelenke kleiner werden.
Kraft	Beine und Füße werden vom Boden abgehoben. Und sie werden kraftvoll wieder abgesetzt.	**Dynamisches** Gangbild.	**Weniger** Kraft der Muskulatur. Dadurch kleinere Schrittlänge und geringere Gehgeschwindigkeit.

Tab. 2.1 Gangbilder (Fortsetzung)

	Kind	**Erwachsener**	**alter Mensch**
Koordination und Zielgerichtetheit	Flüssiger Bewegungsablauf. Koordination und Mitbewegung des ganzen Körpers beim Gehen. Stimmiges Mitbewegen der Arme.	Flüssiger Bewegungsablauf. Koordination und Mitbewegung des ganzen Körpers beim Gehen. Stimmiges Mitbewegen der Arme.	**Verlangsamter,** flüssiger Bewegungsablauf. Koordination und Mitbewegung des ganzen Körpers beim Gehen. Stimmiges Mitbewegen der Arme.
Gleichgewicht	Sicheres Halten des Gleichgewichts.	Sicheres Halten des Gleichgewichts.	**Eingeschränktes** Halten des Gleichgewichts, weil die Körperhaltung sich verändert.
Körperhaltung und Muskeltonus	Leicht gespannte und aufrechte Haltung durch angemessenen Muskeltonus.	Leicht gespannte und aufrechte Haltung durch angemessenen Muskeltonus.	Neigung des Körpers nach vorne. Damit Schwerpunktverlagerung nach vorne.
Körperschema	Das Gehen wird größtenteils sicher auf Hindernisse im Raum und Unebenheiten des Bodens angepasst.	Das Gehen wird sicher auf Hindernisse im Raum und Unebenheiten des Bodens angepasst.	Auftreten von **Unsicherheiten** bei besonderen Anforderungen.

2.4 Veränderungen der Bewegung

Veränderungen des **Bewegungsapparates** sind sehr häufig.
Sie haben viele verschiedene Ursachen.
Die Veränderungen können **akut** oder **chronisch** sein.
Sie können **milde** oder sehr **ausgeprägt** verlaufen.
Betroffen sind: Junge, sportlich aktive Menschen und auch alte, immobile Menschen.

Merkhilfe

Zum **Bewegungsapparat** gehören: Knochen, Knorpel, Muskeln, Sehnen und Bänder.

Säuglinge sind vor allem von einer *Hüftgelenkdysplasie* betroffen. Unbehandelt führt sie oft zu einer **Gangstörung.** Und zu Hüftgelenkarthrose.
Kleinkinder und Jugendliche sind vor allem von **Wachstumsstörungen** betroffen.
Erwachsene sind vor allem von *rheumatisch-entzündlichen* **Gelenkerkrankungen** betroffen.
Mit zunehmendem Alter treten *degenerative* Gelenkveränderungen auf. Zum Beispiel: *Arthrose.*
Bei Frauen tritt die *Osteoporose* (Knochenschwund) häufig auf.
Verletzungen des Bewegungsapparates sind in jedem Alter möglich.
Patienten mit Erkrankungen des Bewegungsapparates werden auf *orthopädischen* oder *traumatologischen* Stationen behandelt.
Die Behandlung erfolgt *konservativ* oder *operativ.*
Kleinere Behandlungen und Operationen erfolgen *ambulant.* Ambulant bedeutet: Der Patient wird operiert und nach einigen Stunden Beobachtung nach Hause entlassen. Wichtig ist hier eine Beratung mit folgenden Schwerpunkten: Wie erfolgt die **Lagerung?** Wann und wie darf **mobilisiert** werden? Wie geht man mit dem **Gips** um? Welche Maßnahmen zur **Thromboseprophylaxe** gibt es?

Begriffserklärung

Orthopädie: Lehre vom menschlichen Bewegungsapparat.
Traumatologie: Lehre von Verletzungen und Wunden.
Konservativ: Behandlung ohne operative Maßnahmen.
Operativ: chirurgischer Eingriff zur Entfernung eines Organs oder einer Struktur im Körper.
Ambulant: Ein Eingriff oder eine Behandlung erfolgt, ohne dass der Patient über Nacht in der Einrichtung bleibt.
Degenerativ: Veränderungen von körperlichen Strukturen oder Organen durch Verschleiß oder Abnutzung.
Rheumatisch: Fließende, reißende Schmerzen am Bewegungsapparat. Oft mit Einschränkungen der Bewegung.

Nach einer **Akutbehandlung** oder bei einer **chronischen Erkrankung** des Bewegungsapparates muss der Patient oft in eine **Rehaklinik.** Manchmal bleiben dauerhafte Einschränkungen bestehen. Der Patient braucht dann sein ganzes Leben lang Unterstützung.
Pflegefachpersonen treffen in allen pflegerischen Bereichen auf Patienten mit Erkrankungen des Bewegungsapparates.
Schwerpunkt der Pflege von Menschen mit Erkrankungen des Bewegungsapparates ist die **Erhaltung und Förderung der Mobilität.**

Pflegefachpersonen brauchen Wissen

- über spezielle Techniken zur Lagerung und zur Mobilisation.
- über Hilfsmittel zur Unterstützung der Mobilität. Zum Beispiel: Unterarmgehstützen, Rollator.
- über die Anwendung von orthopädietechnischen Versorgungen. Zum Beispiel: *Orthesen*, Prothesen.
- zu speziellen Verbänden und Hartverbänden. Zum Beispiel: Gips.

Pflegefachpersonen arbeiten mit Physiotherapeuten und Orthopädietechnikern zusammen.
Bei allen medizinisch notwendigen Maßnahmen beachten Pflegefachpersonen auch die besondere psychische Situation des Patienten. Vor allem nach schweren, plötzlichen Unfällen.
Abweichungen in der Bewegung sind häufig Symptome von **Erkrankungen des Bewegungsapparates und der zentralen Steuerung.**
Es können aber auch andere Organe betroffen sein.

Merkhilfe

Die **periphere arterielle Verschlusskrankheit** (pAVK) führt zu einer Minderversorgung der Muskulatur in den Beinen.
Dadurch können die Patienten nur noch kurze Strecken gehen. Das Fachwort heißt: *Claudicatio intermittens.*

Bewegungseinschränkung

Begriffserklärung

Bewegungseinschränkung ist die verminderte Beweglichkeit eines Gelenks.

Sie kann

- akut oder chronisch sein.
- ohne Schmerzen oder mit Schmerzen auftreten.
- nach einer Verletzung auftreten oder ohne eine Verletzung auftreten.

Zum Beispiel durch Erkrankungen der Knochen, der Weichteile oder auch nur durch Schmerzen. Zu Bewegungseinschränkungen gehören: Lähmungen und Kontrakturen.

Jedes Gelenk hat einen bestimmten Bewegungsspielraum für aktive und passive Bewegungen.
Bei **Bewegungseinschränkungen** ist dieser Spielraum vermindert. Zum Beispiel kann der Patient bei einer eingeschränkten Beweglichkeit des Schultergelenks den Arm nicht mehr zum Kämmen der Haare heben.
Bewegungseinschränkungen können festgestellt werden durch zielgerichtetes Bewegen eines Gelenks oder Körperteils. Die Beweglichkeit wird mit den Normalwerten verglichen.
Für die **Extremitäten** macht man das mit der **Neutral-Null-Methode**.

Bei der Wirbelsäule ist nicht nur die Gesamtbeweglichkeit wichtig, sondern auch die Beurteilung der einzelnen **Bewegungssegmente.**
Ein Bewegungssegment besteht jeweils aus: zwei benachbarten Wirbeln, deren kleinen Wirbelgelenken, der Bandscheibe und den Bändern dazwischen.
Sehr häufig entstehen Bewegungseinschränkungen langsam. Und sie fallen erst dann auf, wenn sie Tätigkeiten im Alltag beeinträchtigen.
Bei Kindern und Jugendlichen kann es jedoch innerhalb kürzester Zeit zu einer Abweichung vom „Normalen" kommen. In diesem Fall und bei Verletzungen ist immer eine zeitnahe ärztliche Abklärung wichtig.

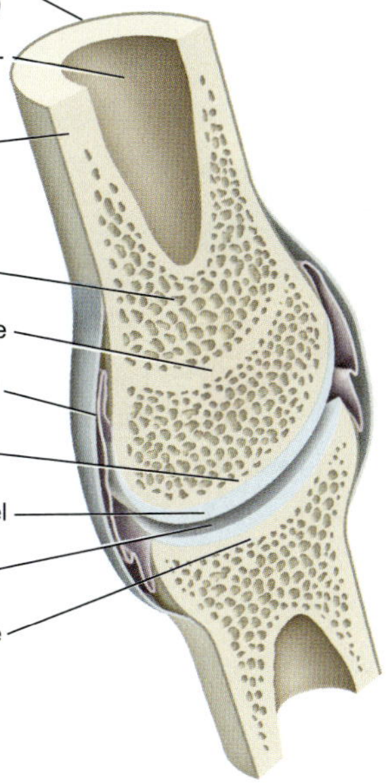

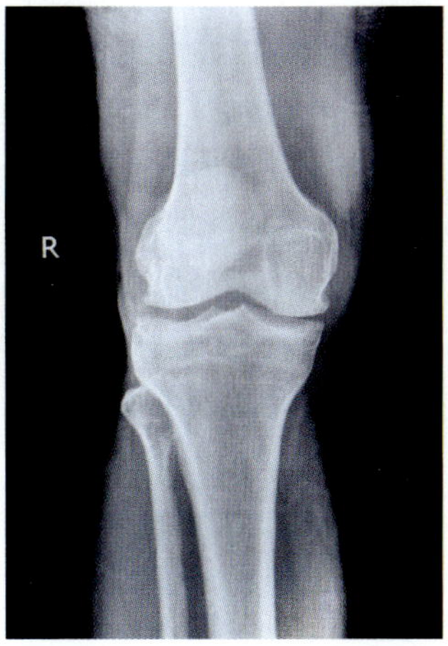

Abb. 2.6 Gelenk
[L275, J787]

Veränderung der Beweglichkeit von den Gelenken

Kontraktur

Begriffserklärung

Eine eingeschränkte Beweglichkeit oder Fehlstellung eines Gelenkes nennt man **Kontraktur.**
Contrahere ist Latein und heißt zusammenziehen.

Kontrakturen sind **Bewegungseinschränkungen** bis hin zum völligen Bewegungsverlust, also der Gelenksteife. Kontrakturen treten mit oder ohne **Schmerzen** auf. Und sie treten mit oder ohne **Einschränkungen** vom Bewegungsumfang eines Gelenks auf.

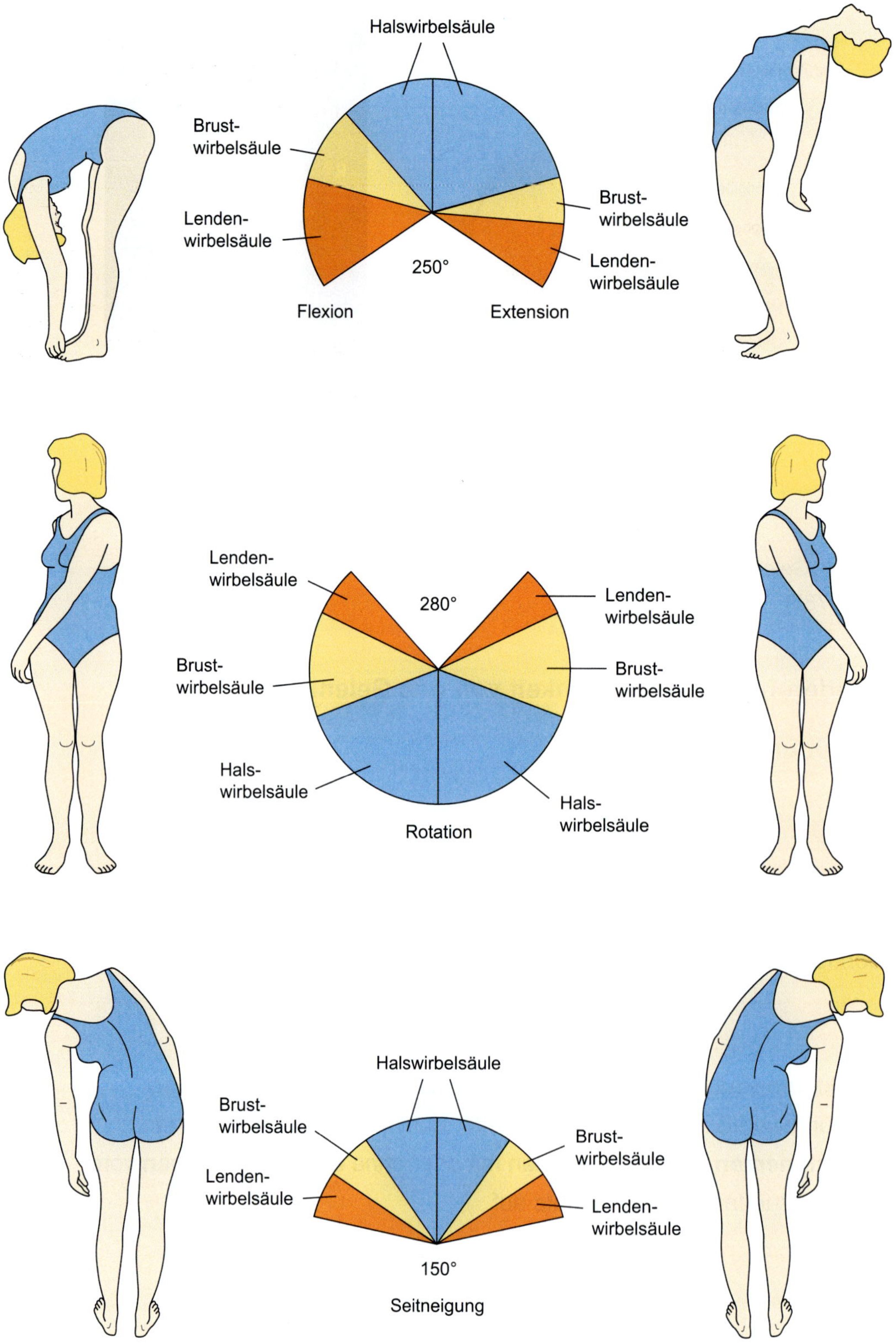

Abb. 2.7 Prinzip der Neutral-Null-Methode anhand von Schulter, Hüfte und Knie. [L143]

Alle Gelenke des Körpers können eine Kontraktion bekommen. Die Ursachen sind vielfältig.
Die **Ursache einer Kontraktur** kann im betroffenen Gelenk liegen. Und die Ursache kann in den zum Gelenk gehörenden Strukturen liegen: in der bindegewebigen Gelenkkapsel, dem Bandapparat und der Muskulatur selbst.
Kontrakturen können auch hervorgerufen werden durch Erkrankungen anderer Organsysteme. Und durch bestimmte therapeutische Maßnahmen.

Häufige Ursachen für Kontrakturen:

- Gelenkerkrankungen. Zum Beispiel **Arthrose,** rheumatische Erkrankungen.
- **Verletzungen** von Bändern und Sehnen und Frakturen von Knochen.
- Erkrankungen der Muskulatur.
- Erkrankungen, die Schmerzen beim Bewegen verursachen.
- Erkrankungen des zentralen und peripheren Nervensystems.

Alle Ursachen führen *pathophysiologisch* zu einer Immobilisierung des betroffenen Gelenks. Und damit führen sie zu einer Schrumpfung, Verkürzung oder Zerstörung der Gelenkstrukturen.

Begriffserklärung

pathophysiologisch: Krankheit oder Funktionsstörung eines Organs
Immobilisierung: Ruhigstellung eines Körperteils

In Kapitel 4.7. können Sie mehr zum Thema Kontrakturen erfahren. Sie erfahren, wie Kontrakturen erkannt werden. Und welche Übungen gemacht werden, um Kontrakturen zu verhindern.

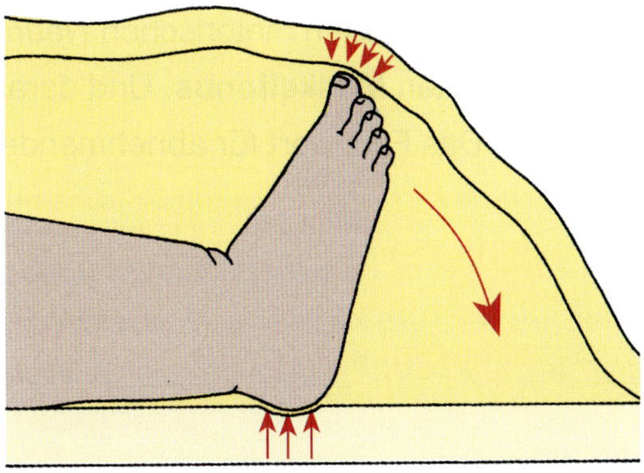

Abb. 2.8 Der Spitzfuß ist eine häufig auftretende Kontraktur.
[L157]

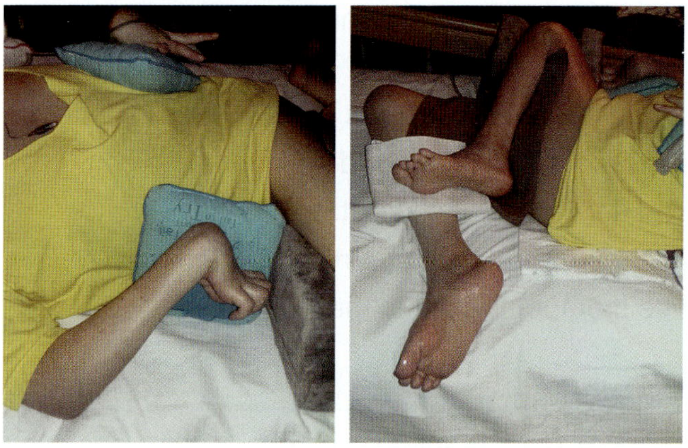

Abb. 2.9 Kontrakturen [M845]

Veränderungen der Kraft

Lähmungen

Eine **Lähmung** ist der Verlust der Fähigkeit, einen oder mehrere Muskeln zu bewegen.
Parese ist eine unvollständige Lähmung oder Minderung der Kraft.
Plegie oder *Paralyse* ist eine vollständige Lähmung.

Die Vorsilben **Hemi-, Para-, Tetra-** bezeichnen den Umfang der Lähmungen:

- **Hemiparese** ist die unvollständige Lähmung einer Körperhälfte.
- **Paraplegie** ist die vollständige Lähmung beider Arme oder beider Beine.
- **Tetraparese** ist die unvollständige Lähmung aller vier Extremitäten (tetra: vier).

Zentrale Lähmung: Lähmung durch eine Schädigung des ersten motorischen Neurons. Dies erkennt man an einem erhöhten **Muskeltonus**. Das Fachwort heißt: *Spastik.*

Periphere Lähmung: Lähmung durch eine Schädigung der peripheren motorischen Nerven. Dem zweiten motorischen *Neuron.* Dies erkennt man an einem herabgesetzten **Muskeltonus**. Und daran, dass die Muskelmasse immer mehr abnimmt. Das Fachwort für abnehmende Muskelmasse ist: **Muskelatrophie**.

Begriffserklärung

paresis = erschlaffen
plege = Schlag, Lähmung
paralysis = Erstarrung
hemi = halb
para = neben
tetra = vier

Veränderungen in Koordination und Zielgerichtetheit

Bradykinese

Begriffserklärung

Bradykinese bedeutet verlangsamte Bewegung.

Bradykinese tritt oft bei Erkrankungen wie **Parkinson** oder **Chorea Huntington** auf. Meistens ist die Bradykinese Folge von einer Basalganglien-Störung im Gehirn.

Merkhilfe

Chorea Huntington ist eine *autosomal-dominant* vererbte Erkrankung.
Ein Hauptsymptom sind die **Bewegungsstörungen.** Die Krankheit wird daher im Alltag als *Veitstanz* bezeichnet.

Hypokinese

Begriffserklärung

Hypokinese bedeutet Bewegungsarmut.

Patienten mit **Hypokinese** haben eine **geringe Bewegungsneigung.** Hypokinese ist ein Symptom bei Störungen des *extrapyramidalen Systems.* Zum Beispiel bei **Parkinson.** Oder nach einem **Schlaganfall.**

Die Hypokinese zeigt sich durch eine **Verzögerung** der Bewegung. Und durch weniger Schwung in den Bewegungen. Normale Mitbewegungen fehlen. Zum Beispiel das Schwingen der Arme beim Gehen. Der Gang ist kleinschrittig. Der Patient **trippelt.**

Ein typisches Zeichen ist auch die starre Mimik. Das Gesicht sieht aus wie eine Maske.

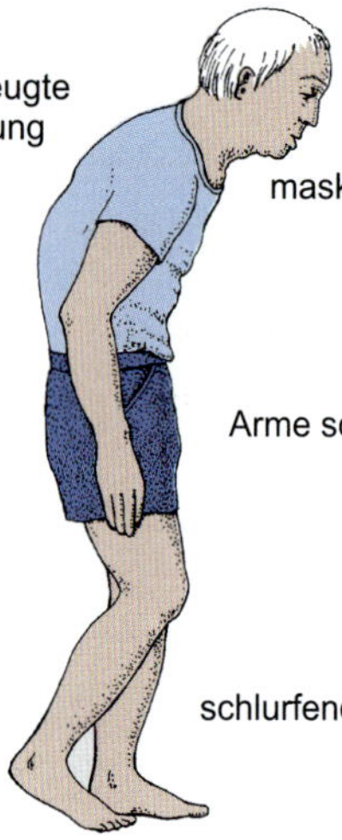

Abb. 2.10 Typische Körperhaltung beim Morbus Parkinson
[L190]

Akinese

Begriffserklärung

Akinese bedeutet **starke** Bewegungsarmut.

Patienten mit einer **Akinese** haben eine **Bewegungsstarre.** Die Akinese ist das Hauptsymptom beim Parkinson. Sie kann auch als Nebenwirkung von Neuroleptika vorkommen.

Hypermetrie

Begriffserklärung

Hypermetrie bedeutet Bewegungsübermaß.

Patienten mit **Hypermetrie** machen weit ausladende **Bewegungen**. Die Bewegungen sind überschießend.

Hypermetrie ist ein Symptom bei Erkrankungen des **Kleinhirns** oder der Kleinhirn-Bahnen.

Ataxie

Begriffserklärung

Ataxie bedeutet **Störungen der Bewegungskoordination.** Es liegt ein gestörter Bewegungsablauf vor. Ursache ist eine mangelhafte Koordination der Muskeln. Oft als Folge einer Schädigung des Kleinhirns, des Rückenmarks oder der peripheren Nerven.

Bei Ataxien sind die Bewegungsausführungen unregelmäßig.
Ataxien entstehen vor allem durch eine **Störung im Kleinhirn.** Oder durch Weiterleitungsstörungen der Sinneseindrücke zum Gehirn. Ataxien können erblich bedingt sein. Oder sie können erworben sein. Die Ursachen sind nicht immer bekannt.
Häufige Ursache einer vorübergehenden Ataxie ist **zu viel Alkohol.** Auch Sehstörungen können zu Koordinationsstörungen führen.

Zerebelläre Ataxie

Die zerebelläre Ataxie zeigt sich durch die Kombination von **Gleichgewichtsstörungen** mit einem **breitbeinigen und taumelnden Gang.** Cerebellum heißt Kleinhirn. Und sie zeigt sich durch: ein Abweichen zur Seite, Aktionstremor und **Hypermetrie**. Der Patient kann keine feinen Bewegungen mehr ausführen. Die Bewegungen sind **verwackelt.**
Ursache ist eine Schädigung des Kleinhirns. Die Ursachen für die Schädigungen können sein: chronischer Alkoholkonsum, Hirninfarkt oder Hirntumor. Als Folge kann das Kleinhirn Bewegungen nicht mehr koordinieren.

Tremor

Begriffserklärung

Tremor bedeutet unwillkürliches, rhythmisches Zittern. Das passiert durch **abwechselnde Kontraktionen** gegensätzlich wirkender Muskelgruppen. Meist als Folge einer neurologischen oder internistischen Erkrankung.

Ein Tremor unterscheidet sich dadurch, wie häufig und ausladend das Zittern ist. Davon abhängig wird ein Tremor bezeichnet als: **grobschlägig, mittelschlägig oder feinschlägig.**

Ein Tremor macht es dem Patienten schwer, feine Arbeiten zu machen. Wie zum Beispiel Ankleiden oder Essen.
Oft isoliert sich der Patient. Er traut sich nicht mehr zu Freunden. Denn er kann nicht aus einer Tasse oder aus einem Glas trinken, ohne etwas zu verschütten.
Ein leichter Tremor ist normal. Er wird wahrgenommen, wenn man den Zeigefinger ausstreckt und die Spitze betrachtet. Man nennt das **physiologischen Tremor.**
Auch bei Aufregung und Angst oder Kälte ist das Zittern der Muskelgruppen physiologisch.
Es gibt verschiedene Arten des pathologischen Tremors.
Die wichtigsten Arten des Tremors sind der **Ruhetremor** und der **Aktionstremor.**

Ruhetremor

Der **Ruhetremor** tritt in Ruhe auf. Vor allem an den körperfernen Armabschnitten. Der Ruhetremor kann aber auch die Muskulatur von Gesicht, Hals, Rumpf oder Beinen betreffen. Bei gezielten Bewegungen wird der Ruhetremor oft geringer.
Besonders typisch ist der **Pillendrehertremor** oder Münzenzählertremor bei Menschen mit Parkinson. Hier betrifft der Tremor insbesondere die Muskeln von Daumen und Zeigefinger. Die entstehenden Bewegungen erinnern an Pillendrehen oder Geldzählen.

Aktionstremor

Man unterteilt den **Aktionstremor** in Haltetremor und Intentionstremor:
Der **Haltetremor** kann bei Aktivität gegen die Schwerkraft beobachtet werden. Er ist eher *hochfrequent.*
Der **Intentionstremor** tritt bei zielgerichteten Bewegungen auf. Er wird mit näher kommendem Ziel immer heftiger. Er ist typisch für Kleinhirnerkrankungen. Er ist eher *niederfrequent.*

Begriffserklärung

Hochfrequent: Zitterbewegungen treten mit schnellem Takt auf. Bis zu 15 Ausschläge pro Sekunde.
Niederfrequent: Zitterbewegungen treten mit weniger als vier Ausschlägen pro Sekunde auf.

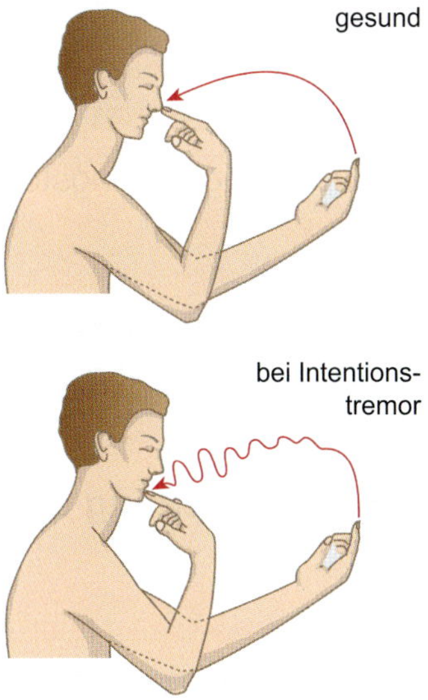

Abb. 2.11 Finger-Nase-Versuch
[L138]

Gleichgewicht

Begriffserklärung

Gleichgewicht ist das Ziel des ganzen Körpers, stabil und in einer ausgeglichenen Gewichtsverteilung zu bleiben. Das wird automatisch und über verschiedene Sinne erreicht.

Der **Gleichgewichtssinn** wird geregelt über

- das Gleichgewichtsorgan im Innenohr (**Vestibularapparat**).
- das Sehen (*visuelles* System).
- den Zustand der Muskulatur zur Stellung der Gelenke (**propriozeptives System**).

Alle Informationen ergänzen sich zu einem vollständigen Bild des Körpers im Raum. Alle drei Systeme brauchen Bewegung, ansonsten melden die Rezeptoren keine Informationen.

Praxistipp

Selbstversuch: Stellen Sie sich auf ein Bein. Sie spüren genau, in welche Richtung Sie sich bewegen müssen, um nicht zu stürzen. Alle drei genannten Systeme arbeiten zusammen. Schließen Sie zusätzlich die Augen – Sie spüren sofort, wie wichtig das visuelle System ist.

Gangataxie

Begriffserklärung

Gangataxie ist eine ausgeprägte Gangstörung.

Die Gangataxie wird auch *lokomotorische Ataxie* genannt. Der Gang ist unsicher durch breit gestellte Füße. Dies nennt man auch: **breitbasiger Gang.**

Veränderungen von Körperhaltung und Muskeltonus

Begriffserklärung

Muskeltonus beschreibt die Muskelaktivität. Diese ist für jede Bewegung notwendig.

Die Höhe des **Muskeltonus** wird ständig verändert und angepasst.
Der Muskeltonus muss hoch genug sein, damit wir uns gegen die Schwerkraft halten können. Das wird genannt: Stabilität oder auch Haltungstonus. Stabilität wird von der gegenüberliegenden Körperhälfte gegeben. Es sind immer beide Seiten des Körpers betroffen. Dies ist auch ein Grund, warum man nicht von einer gesunden Seite und einer kranken Seite sprechen sollte.

Merkhilfe

Der Patient mit einer erworbenen **Hemiparese oder Hemiplegie** hat keine „gesunde" Seite. Man bezeichnet die anfangs gelähmte Seite als **mehr betroffene** Seite. Und die andere Seite als weniger betroffene Seite.

Der Muskeltonus muss niedrig genug sein, um Körperabschnitte nach Wunsch bewegen zu können. Damit wird Bewegung ohne viel Kraftanstrengung möglich gemacht. Das nennt man **Mobilität**.

Praxistipp

Stabilität vor Mobilität
Stabilität wird vor Mobilität aktiviert. Pflegefachpersonen haben den Auftrag, die Stabilität bei einem Patienten zu unterstützen. Erst dann kann man sehen, wie viel Mobilität möglich ist.

Häufige Ursache von Bewegungsstörungen ist eine **Muskelhypertonie**. Der Spannungszustand des Muskels (**Tonus**) ist krankhaft erhöht. Dies äußert sich in einem **erhöhten Widerstand** des Muskels bei passiver Dehnung. Die zwei Hauptformen der Muskelhypertonie sind: *Spastik* und *Rigor*.

Spastik

Begriffserklärung

Spastik (Krampf) ist die **Tonuserhöhung der betroffenen Muskulatur** bei Schädigung des Gehirns oder Rückenmarks des ersten motorischen Neurons.

Bei der **Spastik** sind die betroffenen Muskelpartien einer **passiven Dehnung** ausgesetzt.
Die Spastik ist besonders stark bei: schnellen Bewegungen, einseitigen Anstrengungen, Schmerzen oder Angst.
Die Spastik ist bei vorsichtigem Bewegen sehr gering. Das ist beim Rigor anders.

Rigor

Begriffserklärung

Rigor ist die **Tonuserhöhung der gesamten Muskulatur** durch Störungen des extrapyramidalen Systems (ableitende und hinführende Bahnen im Nervensystem). Zum Beispiel beim Morbus Parkinson.

Beim **Rigor** bleibt der Widerstand des Muskels während der ganzen Bewegung gleich. Es ist vergleichbar mit dem „wächsernen“ Widerstand beim Biegen einer Kerze. Außerdem kann es zum **Zahnradphänomen** kommen: **ruckartiges Nachlassen** des Widerstands beim passiven Bewegen.

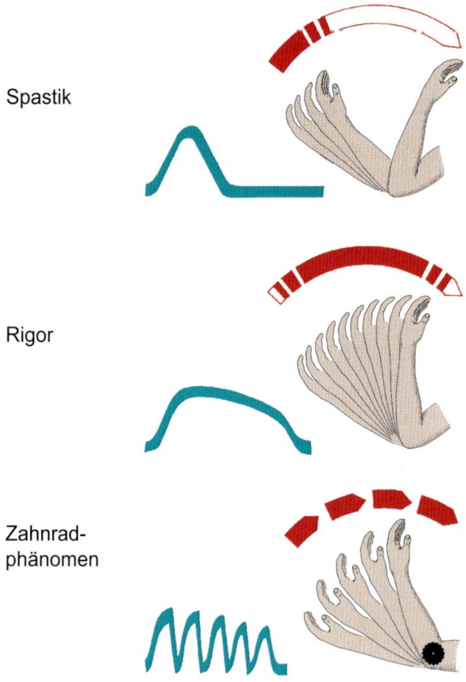

Abb. 2.12 Bei Spastik und Rigor ist der Muskeltonus typischerweise erhöht [L190]

Körperschema

Pusher-Syndrom

Begriffserklärung

Das Pusher-Syndrom ist eine Störung des Körperbilds. Ursache ist häufig ein Schlaganfall. Der Patient hat das Gefühl, zur nicht gelähmten Seite zu fallen. Der Patient drückt (englisch: push) daher dagegen.
Die *subjektiv* empfundene vertikale (senkrechte) Ausrichtung des Körpers stimmt nicht mit der *objektiven* vertikalen Ausrichtung überein.
Subjektiv bedeutet: persönliche Wahrnehmung.
Objektiv bedeutet: Wahrnehmung wird nicht von persönlichen Gefühlen beeinflusst.

Das **Pusher-Syndrom** ist typisch für Patienten, bei denen die linke Seite betroffen ist. Der Schlaganfall ist also rechts im Gehirn lokalisiert.
Die Wahrnehmung der eigenen Körperposition ist pathologisch verändert. Deshalb drücken sich die Betroffenen im Liegen, Sitzen oder Stehen mit der weniger betroffenen rechten Seite zur linken Seite.

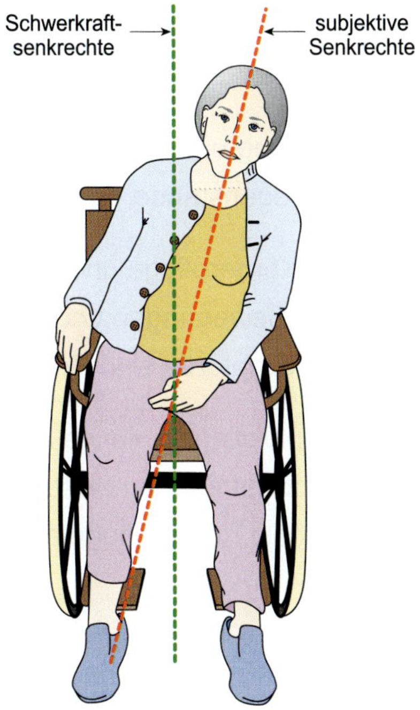

Abb. 2.13 Typische Sitzposition bei Pusher-Syndrom: die linke Seite ist gelähmt. Die Patientin hat das Gefühl auf die rechte Seite zu fallen und drückt mit der rechten Seite dagegen. Die Patientin denkt, dass sie aufrecht sitzt (subjektive Senkrechte).
[L141]

Praxistipp

Kein „Gerade rücken“
Patienten mit Pusher-Syndrom haben oft das Gefühl, zu fallen: bei Bewegungsübergängen oder bei Versuchen, sich gerade hinzusetzen oder hinzustellen.
Aussagen wie „Sie brauchen keine Angst zu haben.“ oder „Ich halte Sie schon.“ sind wirkungslos. Die Patienten greifen nach allem, an dem sie sich festhalten können.

Maßnahmen beim Pusher-Syndrom sind:

- **Hohe Sturzgefahr** beachten.
- **Stabile Unterstützungsfläche** gewährleisten.
- **Langsam** bewegen. Bewegungsübergänge für den Patienten in einzelnen Schritten nachvollziehbar gestalten. Auch innerhalb des Bettes.

- **Transfer** aus dem Bett immer über die **weniger betroffene** Seite. Die Pflegefachperson sitzt am Bettrand neben dem Patienten auf der weniger betroffenen Seite. Und sie verlagert das Patientengewicht vorsichtig zu sich hin.
- Patienten **aktiv mit einbeziehen.** Konkrete und klare Richtungsangaben machen. Zum Beispiel: „Bringen Sie den Kopf in Richtung Ihrer Knie."
- Anfangs nur kurze Zeit im Rollstuhl sitzen lassen. Abbrechen, wenn das „Drücken" deutlich stärker wird.
- Orientierung und Reize auf der weniger betroffenen Seite anbieten. Zum Beispiel: Tisch, Gegenstände, Bilder auf dem Tisch, Berührungen.
- Bei der Körperpflege und bei Bewegungsübergängen aktivieren. Durch die eigenen Bewegungen und durch Berührungen werden *Propriozeptoren* stimuliert. Propriorezeptoren sind Rezeptoren für die Tiefensensibilität.
- Die Körperpflege anfangs im Bett im stabilen Sitz durchführen. Oder im Bett auf der mehr betroffenen Seite. Wenn der Patient seine Haltung kontrollieren kann, dann ist die Körperpflege auch am Waschbecken möglich.

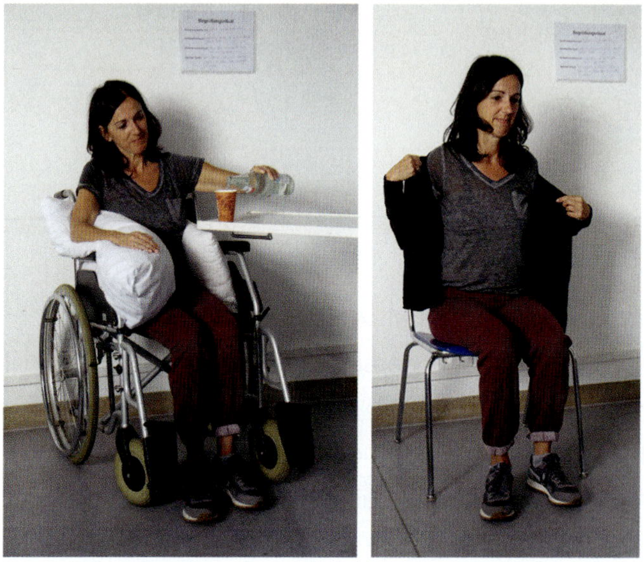

Abb. 2.14 Links: ausreichende Unterstützungsfläche beim Pusher-Syndrom.
Rechts: Bei mehr Kontrolle der Haltung kann die Unterstützungsfläche kleiner gemacht werden.
[L271]

Schmerzen

Schmerzen richtig zu beurteilen und einzuordnen, das ist eine wichtige Aufgabe für Pflegefachpersonen. Aber es ist auch eine sehr schwierige Aufgabe.
Schmerzen können am Ort der Schmerzursache wahrgenommen werden. Aber auch in der näheren Umgebung. Oder weiter entfernt. Zum Beispiel Schmerzen im Bein bei einem Bandscheibenvorfall.

Schmerzen am Bewegungsapparat können in Zusammenhang stehen zu: einer **Verletzung** oder zu **einer bestimmten Bewegung** oder **Belastung.**

Zur Schmerzbeobachtung gehören:

- Intensität: Wie stark ist der Schmerz?
- Lokalisation. Wo ist der Schmerz?
- Qualität
- Schmerzdauer: Wie lange dauert der Schmerz?
- Faktoren, die den Schmerz verstärken oder lindern
- Auswirkungen auf alltägliche Handlungen

Praxistipp

Bei **Kindern** zeigen sich Schmerzen manchmal nur durch Folgendes: eine Schonhaltung, Gangstörung wie Hinken oder ein Kind benutzt eine **Extremität** nicht, zum Beispiel einen Arm.
Bei Säuglingen und Kleinkindern sind die Beobachtungen und Einschätzungen der Eltern sehr wichtig.

Schmerzassessments und das Führen eines Schmerztagebuchs helfen dabei, die Schmerzsituation des Patienten besser einzuschätzen. So kann man beurteilen, ob die Schmerzbehandlung wirkt.

Merkhilfe

Schmerzen müssen immer ernst genommen werden. Schmerz ist immer subjektiv.
Schmerz ist, wenn die Patienten sagen, dass sie Schmerzen haben.
Schmerz ist immer vorhanden, wenn die Person angibt, dass sie Schmerzen hat.
Schmerz ist für einen anderen Menschen schwer nachzuempfinden. Und Schmerz ist nicht messbar wie zum Beispiel Fieber. Die Pflegefachperson muss also den Patienten genau beobachten. Und sie muss mit dem Patienten sprechen.

Rückenschmerzen

Begriffserklärung

Rückenschmerzen ist eine Bezeichnung für alle Schmerzen im Rücken. Unabhängig von der Ursache. Am häufigsten sind Schmerzen in der Lendenwirbelsäule. Diese Schmerzen nennt man **Lumbago** oder *Lumbalgie.*

Rückenschmerzen treten häufig bei Erwachsenen auf.
Rückenschmerzen führen zu Fehlzeiten am Arbeitsplatz und zur vorzeitigen Rente. Deshalb haben Rückenschmerzen eine große Bedeutung für die Gesellschaft und für die Wirtschaft (*sozioökonomische Bedeutung*).
Häufige Ursachen für Schmerzen im Bereich des Bewegungsapparats sind bei Erwachsenen mittleren Alters: **Bandscheibenvorfall** und **degenerative Wirbelsäulenveränderungen.**
Bei alten Menschen sind es folgende Ursachen: degenerative Wirbelsäulenveränderungen, Spinalkanalstenosen und **Osteoporosen.**
Weitere Ursachen sind:

- Muskelverspannungen
- orthopädische und neurologische Erkrankungen der Wirbelsäule
- internistische Erkrankungen, wie Herzinfarkt, Nierenbeckenentzündung

Das klinische Erscheinungsbild reicht von leichten bis zu akuten Schmerzen mit Immobilität.

Begriffserklärung

Immobilität: stärkste Form der Bewegungseinschränkung. Bis hin zur Unbeweglichkeit.
Sozioökonomisch: betriff die Gesellschaft und die Wirtschaft.

Schmerzstärke

Praxistipp

Rückenschmerzen kommen häufig vor. Deshalb ist es wichtig zu wissen, wann sofortige Maßnahmen notwendig sind. Und wann eine weitere Diagnostik nötig ist.

Warnzeichen bei Rückenschmerzen sind:

- zunehmende Schmerzen, **starke** Schmerzen in der Nacht
- **Verletzung**
- allgemeines **Krankheitsgefühl,** Gewichtsverlust, Fieber, Blässe
- entzündliche Erkrankungen
- **neurologische Ausfälle**
- Drogenmissbrauch
- Tumorerkrankung

Rückenschmerzen mit diesen Warnzeichen müssen **rasch ärztlich abgeklärt** werden.
Rückenschmerzen ohne Warnzeichen sind **nicht-spezifische Rückenschmerzen.** Sie haben keine erkennbare Ursache. Sie verschwinden oft innerhalb weniger Wochen wieder. Wärme wird als wohltuend empfunden. Denn Wärme hat eine entspannende Wirkung auf Muskeln.
Der Patient sollte möglichst bald „normale" Aktivitäten wieder aufnehmen. Längere Schonung oder Bettruhe sind ungünstig.
Der Patient sollte ein gezieltes Training der Wirbelsäule und der Muskulatur machen.

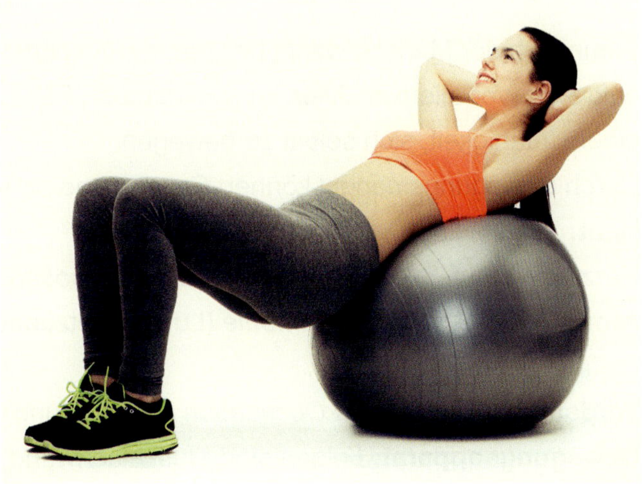

Abb. 2.15 Beweglichkeitsübungen für die Wirbelsäule und gezieltes Training der Rumpfmuskulatur. Das ist langfristig oft das Beste gegen Rückenschmerzen. [J787]

Gelenkschwellung

Wenn ein Gelenk **geschwollen** ist, dann kann es verletzt oder entzündet sein. Daher sollte eine Gelenkschwellung immer ärztlich abgeklärt werden.
Bei **Entzündungszeichen** und Allgemeinbeschwerden wie Fieber besteht der Verdacht auf eine **bakterielle Gelenkinfektion.** Hier muss die Abklärung schnell erfolgen.

Merkhilfe

Die 5 Entzündungszeichen:

- Rötung (*rubor*)
- Schwellung (*tumor*)
- Überwärmung (*calor*)
- Schmerz (*dolor*)
- funktionelle Einschränkung (*functio laesa*)

Es hängt von der Verdachtsdiagnose ab, welche diagnostischen Maßnahmen nötig sind.

Bewegungsmangel

Wenn sich der Mensch wenig bewegt, dann können schwere Komplikationen auftreten. Vor allem im Alter. Im schlimmsten Fall kommt es zur *Immobilität*. Also zu einer Unfähigkeit, sich selbst zu bewegen.
Durch Bewegungsmangel können Organe beeinträchtigt werden:
Haut: Folgen sind *Dekubitus* und *Intertrigo.*
Herz-Kreislauf-System: Folgen sind *Thrombosen* und Durchblutungsstörungen.
Atmung: Folgen sind *Pneumonie* (Lungenentzündung) durch Sekretstau, wenig Belüftung und *Atelektasen.*
Verdauung: Folgen sind *Obstipation* (Verstopfung) und *Meteorismus* (Blähungen).
Bewegungsapparat: Folgen sind Muskelschwund, Kraftverlust, Gelenkfehlstellungen. Weniger Beweglichkeit des Gelenkes und *Kontrakturen.*
Wahrnehmung: Folgen sind Störung des Körperbildes, veränderte Empfindungen des Körpers.
Pflegefachpersonen beobachten die Bewegungsfähigkeit und Aktivität der Patienten. Sie weisen auf die Gefahren hin, die ein dauernder **Bewegungsmangel** mit sich

bringt. Pflegefachpersonen führen Maßnahmen zur Mobilisation durch. Zum Beispiel passives Durchbewegen. Sie motivieren die Patienten zu Bewegungsübungen.

Ziele für Patienten mit Bewegungsmangel:

- Bestmögliche **Mobilität** erreichen.
- Weitere Folgen der Immobilität vermeiden.
- Ursachen der Immobilität beseitigen, wenn das möglich ist.
- Anpassung an die veränderte Situation fördern.

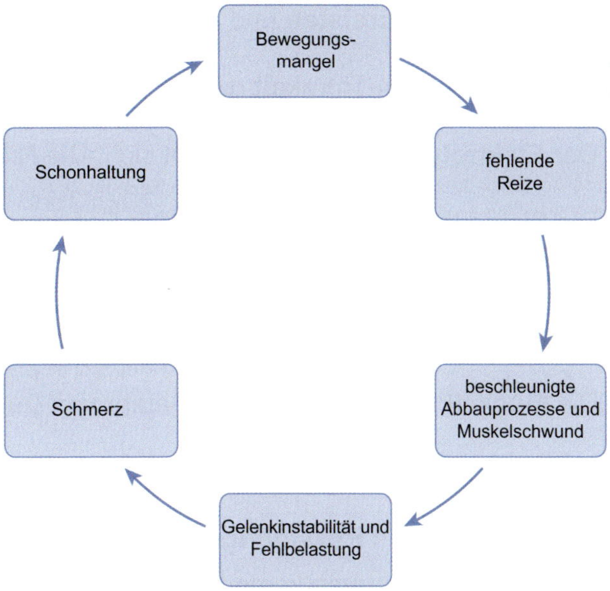

Abb. 2.16 Gefahr von Bewegungsmangel [L143]

Bettlägerigkeit

Begriffserklärung

Bettlägerigkeit: längerfristiger Zustand. Bettlägerig **ist** man.
Bettruhe: zeitlich befristetes Liegen zur Schonung. Bettruhe **hat** man.

Ein bettlägeriger Mensch hält sich die meiste Zeit des Tages und der Nacht im Bett auf.
Dabei ist es nicht wichtig, ob sich dieser Mensch in der Position **halb sitzend** oder **flach liegend** befindet. Oder ob er an der Bettkante sitzt.
In einer **schweren Form** von **Bettlägerigkeit** steht der Mensch überhaupt nicht mehr auf.

Bei einer weniger starken Ausprägung **verlässt** der Mensch **kurzzeitig** das Bett. Zum Beispiel: um auf die Toilette zu gehen, zur Körperpflege oder zum Essen.
In einer **leichten Form der Bettlägerigkeit** kann der Mensch 4–5 Stunden nicht im Bett sein. Zum Beispiel kann er in einem Rollstuhl oder in einem Sessel sitzen.

Welche Folgen hat Bettlägerigkeit?

Krankhafte Folgen des Liegens treten schon nach zwei Tagen ein. Fast jedes Organsystem ist betroffen:

- Es kommt zu **Blutdruckabfall** und **Pulsanstieg.**
- Es kommt zu **Sekretstau** und **Atelektasen.** Dadurch steigt die **Pneumoniegefahr.**
- Die **Magen-Darm-Tätigkeit** nimmt ab.
- Der **Elektrolythaushalt** verschiebt sich. Die Niere filtert vermehrt.
- Die Blutgerinnung verändert sich. Die Gefahr von **Thrombosen** und **Embolien** steigt.
- Die **Knochen** verlieren **Kalzium**.
- Die **Muskelkraft** schwindet. Die Gefahr von **Dekubitus** und **Kontrakturen** steigt.
- Die **Psyche** verändert sich. Es treten Stimmungswechsel und **Depressionen** auf.

Wahrnehmung und **Bewegungsfähigkeit** sind eng miteinander verknüpft.
Nach Tagen der Bettruhe kommt es zu einem Verlust der Sinneseindrücke. Zum Beispiel: Die Unterlage des Bettes wird nicht mehr gespürt. Oder es werden schwarze Punkte an der Decke gesehen, die nicht vorhanden sind. Das Fachwort für den Verlust der Sinneseindrücke heißt: *sensorische Deprivation.*
Bettlägerige Menschen fühlen sich wertlos. Durch langes, ruhiges Liegen spüren sie ihren Körper und die Oberfläche des Bettes nicht mehr.
Denken und Bewegungsfähigkeit sind ebenfalls eng miteinander verbunden. Eine Ruhigstellung bewirkt einen Abbau *kognitiver* Leistungen. Mit Maßnahmen zur Mobilisation können diese wieder aufgebaut und trainiert werden.

Wie beugt man Bettlägerigkeit vor?

Die Maßnahme zur Vermeidung von Bettlägerigkeit ist **regelmäßiges Mobilisieren.**
Der Patient sollte zur Bewegung und zum Ortswechsel angeregt werden.
Die Bedürfnisse des Patienten müssen aber immer beachtet werden. Setzen Sie ihn nicht einfach heraus oder verändern seine Position.

3 Welche Diagnostik macht man bei Bewegungseinschränkungen?

3.1 Bildgebende Verfahren

Das häufigste **bildgebende Verfahren** in der Orthopädie und Traumatologie sind **Röntgenaufnahmen.**

Ein Röntgenbild wird bei Verdacht auf eine **Fraktur** oder **Arthrose** gemacht. Für einen räumlichen Eindruck sind mindestens Aufnahmen in 2 zueinander senkrecht stehenden Ebenen erforderlich.

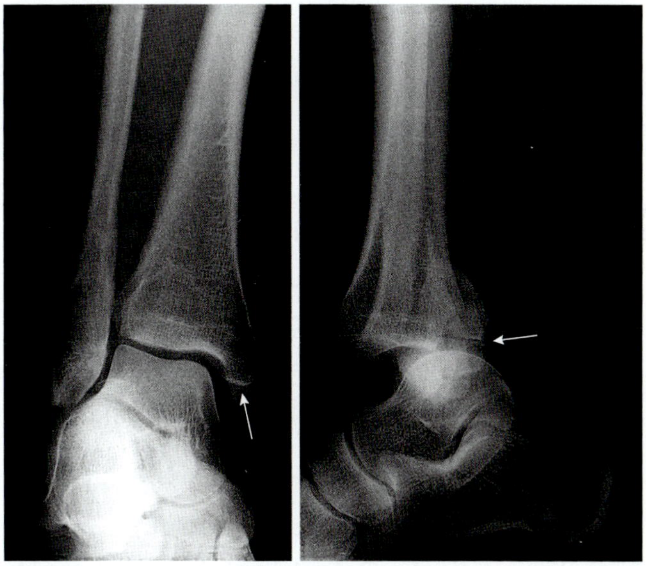

Abb. 3.1 Röntgenbild einer Fraktur des Sprunggelenks [R234–005]

Die **Computertomographie** (CT) wird vor allem bei komplizierten Frakturen gemacht. Oder bei Verletzungen der Wirbelsäule. Und sie wird gemacht, um Tumore zu erkennen.

Die **Magnetresonanztomographie** (MRT) ist ein Verfahren zur Beurteilung von: Bändern, Muskeln, Knorpeln und Sehnen sowie vom Knochenmark.

Mit der **Sonografie** (Ultraschall) lassen sich Weichteilveränderungen und gelenknahe Flüssigkeitsansammlungen nachweisen.

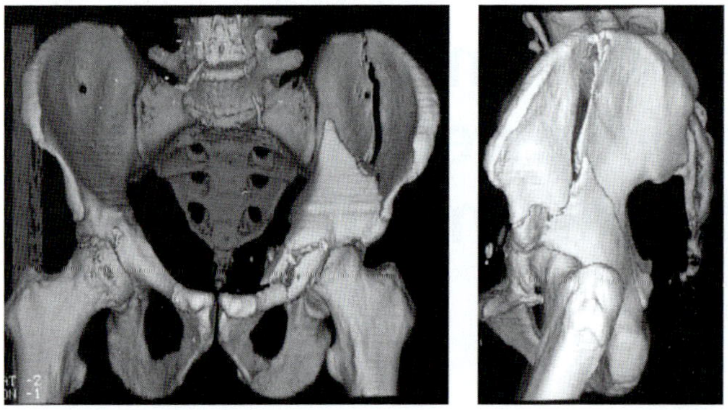

Abb. 3.2 3D-CT bei einer komplizierten Beckenfraktur mit Beteiligung des Hüftgelenks [R349]

3.2 Gelenkpunktion

Begriffserklärung

Gelenkpunktion: Punktion vom Gelenkinnenraum zu diagnostischen oder therapeutischen Zwecken bei einem Gelenkerguss.
Gelenkerguss: Flüssigkeitsansammlung in der Gelenkhöhle.

Normalerweise enthält die Gelenkhöhle eine geringe Menge hellgelber, klarer **Synovia** (**Gelenkflüssigkeit**). Bei Entzündungen tritt oft eine Mehrproduktion und Veränderung der Synovialflüssigkeit auf. Die Entzündung kann sein: akut oder chronisch, abakteriell oder bakteriell.
Ein größerer **Gelenkerguss** kann zu Bewegungseinschränkung führen.
Und er kann zu Druckgefühl oder Spannungsgefühl und Schmerzen führen.

Gelenkpunktionen sind ambulant oder stationär möglich. Gelenkpunktionen werden zu Diagnostik oder Therapie eingesetzt.
Eine **diagnostische Gelenkpunktion** dient der Ursachensuche.
Bei einer **therapeutischen Gelenkpunktion** wird eine größere Menge vom Erguss zur Entlastung des Gelenks abpunktiert. Oder es werden Medikamente in die Gelenkhöhle eingebracht. Am häufigsten werden Kniegelenk und Schultergelenk punktiert. Hauptkomplikationen sind Blutungen und Infektionen.
Krankhafte Befunde sind trübes oder eitriges Punktat. Das ist ein Hinweis auf eine bakterielle Infektion. Blutiges Punktat deutet auf Verletzung mit Einblutung in die Gelenkhöhle hin.

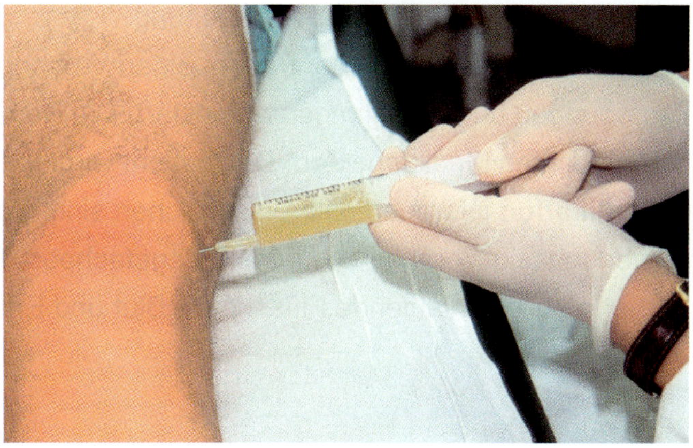

Abb. 3.3 Gelenkpunktion eines geröteten, geschwollenen Gelenks. Das trübe Punktat deutet auf eine bakterielle Entzündung hin. [M114]

Welche pflegerische Betreuung erfolgt bei der Gelenkpunktion?

Die **Gelenkpunktion** erfolgt in einem Behandlungsraum für kleinere *invasive* Maßnahmen. Vor der Punktion wird die Punktionsstelle markiert.

Begriffserklärung

invasiv: in ein Organ eingreifen durch Eröffnung von Gewebe, Strukturen

Pflegefachpersonen stellen die Materialien bereit:

- Desinfektionsmittel für Hände und Haut
- sterile Tupfer, Kompressen, steriles Verbandmaterial
- wasserdichte Unterlage
- Lagerungshilfsmittel, zum Beispiel Beinhochlagerungsschiene nach Kniegelenkpunktion, Sandsack
- Einmalrasierer oder Clipper zur Haarkürzung
- Material für eine Lokalanästhesie
- steriles Abdecktuch oder Lochtuch
- Kanüle, Spritze
- sterile Handschuhe
- Laborscheine und Untersuchungsröhrchen
- Arzneimittel nach Arztanordnung
- Mund-Nasen-Schutz für Arzt und Pflegefachperson

Die Lagerung erfolgt nach Arztanordnung.
Nach der Punktion erhält der Patient einen Verband. Er wird über die erlaubten Bewegungen und Belastungen aufgeklärt. Die Bewegungen sind abhängig von eingebrachten Medikamenten. Der Patient wird über die Warnzeichen einer **Komplikation** informiert. Die Warnzeichen sind: Schmerzen, Rötung, Schwellung, Bewegungseinschränkung, Fieber. Pflegefachpersonen beobachten Gelenk und Verband auf nachlaufende Flüssigkeit, Blut und Entzündungszeichen.

4 Unterstützung und Förderung der Bewegung

Einschätzung der individuellen Bewegungssituation

Jeder Patient bringt eine eigene Vorgeschichte mit. Diese ist abhängig von verschiedenen Einflüssen. Somit ist jeder Patient anders. Das Fachwort dafür heißt: *individuell.* Das Fachwort für die Erfassung der Patientenvorgeschichte heißt: *Anamnese.* Die Einschätzung der individuellen Bewegungssituation gehört zur Anamnese. Damit kann eine Gefährdung erkannt werden. Diese Gefährdung kann dann in die Planung der Pflege mit einbezogen werden.
Ausgangspunkt für die **pflegerische** und **medizinische Diagnostik** ist die Patientenbeobachtung. Erst danach werden bildgebende Verfahren gemacht. Zum Beispiel: Röntgen, CT, MRT oder Sonografie.
Einfache Untersuchungen geben Hinweise auf Leitsymptome orthopädischer und *traumatologischer* (verletzungsbedingter) Erkrankungen:

- **Haltungsanomalien.** Zum Beispiel eine verstärkte **Brustkyphose** (Rundrücken) oder eine Seitwärtsneigung vom Rumpf.
- **Bewegungseinschränkung.**
- **Auffälliges Gangbild.** Zum Beispiel Hinken:
  - **Schonhinken:** kurzes Auftreten. Zum Beispiel bei Schmerzen im Kniegelenk.
  - **Duchenne-Hinken** oder **Hüfthinken:** beim Gehen. Absinken des Beckens auf der Gegenseite vom Standbein mit Rumpfneigung zur erkrankten Seite.
  - **Verkürzungshinken:** aufgrund unterschiedlicher Beinlängen.
- **Gangunsicherheit.** Zum Beispiel nach einer Verletzung.
- **Schmerzen** bei bestimmten Positionen oder bei Bewegung.
- **Schwellung** des Gelenks oder der Weichteile.
- **Fehlstellungen und Deformitäten.** Zum Beispiel: „Abknicken“ des geraden Unterarms bei einer Unterarmfraktur.
- **Neurologische Ausfälle.** Zum Beispiel Lähmungen oder Sensibilitätsstörungen durch Nervenschädigung.

- **Blutungen.**
- Arterielle oder venöse **Durchblutungsstörungen.**

DMS-Kontrolle

Wichtig bei der Patientenbeobachtung im weiteren Verlauf ist die **DMS-Kontrolle.**

Begriffserklärung

DMS ist die Abkürzung für:
Durchblutung
Motorik
Sensibilität

Wie prüft man die DMS?

Durchblutung: durch Beobachtung der Hautfarbe, Fühlen der Hauttemperatur, Tasten der Pulse.
Motorik: durch Bewegenlassen des betroffenen Körperteils.
Sensibilität: durch Fragen nach: Gefühllosigkeit, stärker werdenden Schmerzen, nach Kribbeln und nach Spüren von Berührungen. Lassen Sie zum Beispiel den Patienten die Augen schließen. Und berühren Sie dann seinen Finger.

4.1 Kinaesthetics

Begriffserklärung

Kinaesthetics ist ein englischer Begriff. Auf Deutsch bedeutet Kinaesthesie: **Bewegungsempfindung.**
Der Begriff umfasst eine Reihe von Konzepten zur **Förderung der Bewegungswahrnehmung.** Und zur Erleichterung von Bewegung.
In der Pflege werden sowohl der englischsprachige Begriff Kinaesthetics als auch die deutsche Übersetzung Kinästhetik gebraucht.
Der internationale Begriff **Kinaesthetics** wird bevorzugt.

Grundlage der **Kinaesthetics**-Konzepte: jede Aktivität des Körpers erzeugt eine bestimmte Wahrnehmung. Diese **Wahrnehmung** hat Einfluss auf viele **Aktivitäten**. Damit ermöglicht diese Wahrnehmung **Lernen.**

In der Pflege beschäftigen sich die Konzepte der Kinaesthetics mit dem **physiologischen Ablauf von Bewegungen.** Also mit der natürlichen, gesunden Bewegung. Die Konzepte beschäftigen sich mit den **Wahrnehmungen.** Und mit den daraus folgenden **Lernmöglichkeiten.**

Wie entstand das Konzept Kinaesthetics?

Kinaesthetics wurde als Lehre von der Bewegungsempfindung 1973 von Dr. Frank White Hatch zusammen mit Dr. Lenny Maietta entwickelt. Die Schwerpunkte der Kinaesthetics richten sich auf die Anwendungen in der **Pflege aller Altersgruppen** und auf die **Gesundheitsförderung.**
Die kinästhetischen Konzepte umfassen die Gesundheitsförderung der Pflegebedürftigen, aber **auch der Pflegefachpersonen.**
Kinaesthetics ist eine Erfahrungswissenschaft und beschreibt Aktivitäten. Jede beschriebene Aktivität ist **nicht als Technik** zu verstehen. Sondern sie ist **eine Möglichkeit**, mit der man die Idee von Kinaesthetics in dem Moment umsetzen oder erfahren kann.

Um was geht es bei Kinaesthetics?

Die **Konzepte der Kinaesthetics** betrachten jeden **einzelnen Aspekt** der menschlichen Bewegung. Folgende Ansätze sind Inhalte der Kinaestethics:

- Interaktion
- funktionale Anatomie
- menschliche Bewegung
- Anstrengung
- menschliche Funktion
- Umgebung

Interaktion

Der Begriff **Interaktion** steht für **Wechselbeziehungen** und **Wechselwirkungen.** Zum Beispiel zwischen mehreren Personen. Also die **Wahrnehmung und Interaktion** zwischen Pflegefachpersonen und Pflegebedürftigen. Aber auch für die Wahrnehmung und Interaktion des eigenen Körpers und seiner Teile.
Eine gelungene Bewegung und Bewegungsunterstützung erfordert eine erfolgreiche Interaktion. Wenn alle Beteiligten sich gegenseitig wahrnehmen, dann kann die

gemeinsame Bewegung gelingen. Voraussetzung für eine erfolgreiche Interaktion ist die bewusste Sinneswahrnehmung des eigenen Körpers und des Patienten.

Leitfragen zur Wahrnehmung:

- Wie ist meine Haltung zur Pflegesituation?
- Wie ist meine aktuelle Belastbarkeit? Wie ist meine Konzentration?
- Wie geht es meinem Körper?
- Wie schätze ich die Beziehung zum Patienten ein: Ist Nähe für mich möglich?
- Wie wirkt der Patient auf mich?
- Was könnte die Körperhaltung des Patienten ausdrücken?
- Wie ist der aktuelle Zustand des Patienten: also sein Allgemeinzustand, seine kognitiven Fähigkeiten, sein emotionaler Zustand?
- Welche Eigenaktivität ist für den Patienten möglich?
- Welche Interaktionsform braucht der Patient?

Interaktionsformen

Interaktionsformen beschreiben die unterschiedlichen Möglichkeiten, wie eine Pflegesituation gestaltet werden kann. Die Interaktion kann **einseitig** sein. Zum Beispiel, wenn der Patient zur Unterstützung nur eine Information braucht.
Die Auswahl der Interaktionsform zwischen Pflegefachpersonen und Patienten hängt davon ab, inwieweit der Patient Informationen aufnehmen und verarbeiten kann.
Die Wahrnehmung und Verarbeitung von Informationen ist abhängig vom Alter und vom Gesundheitszustand des Patienten.
Ältere Menschen brauchen oft mehr Zeit, um eine Information zu verarbeiten. Erkrankungen können die Sinneswahrnehmung beeinträchtigen. Zum Beispiel Sehbehinderungen. Emotionale Belastungen schränken die Konzentrationsfähigkeiten ein.

Fördernde Interaktionsformen sind:

- Kontaktaufnahme zu Beginn. Die Kontaktaufnahme kann auch durch Berührung erfolgen.
- Anpassung an die Geschwindigkeit des Patienten. Geben Sie dem Patienten Zeit zur Wahrnehmung.

- Signale und Orientierung durch Berührungen.
- Druck auf die Knie vor dem Aufstehen.
- Den Kopf zur Seite drehen lassen vor seitlicher Positionierung.

Funktionale Anatomie

Die **funktionale Anatomie** befasst sich mit den Anteilen des Bewegungsapparates, die durch die Sinne erfahrbar sind. Es gibt die harten, stabilisierenden Strukturen. Das sind die Knochen. Sie tragen Gewicht. Und es gibt die elastischen, kräftigen Strukturen. Das sind die Muskeln. Sie ermöglichen die Haltungen und Bewegungen des Körpers.
Daraus ergeben sich stark stabilisierende Bereiche (**Massen**) und stark bewegliche Bereiche (**Zwischenräume**). Die Kinaesthetic unterscheidet am menschlichen Körper 7 Massen und 6 Zwischenräume.
Die **Massen** sind: Kopf, Brustkorb, Becken, 2 Arme und 2 Beine.
Die **Zwischenräume** sind: Hals, 2 Schultergelenke, Taille, 2 Hüftgelenke.
Wenn der Patient die eigene Stabilität und Beweglichkeit bewusst wahrnimmt, dann kann die Weiterentwicklung der Bewegungsfähigkeiten angeregt werden. Somit wird die räumliche Orientierung gefördert.

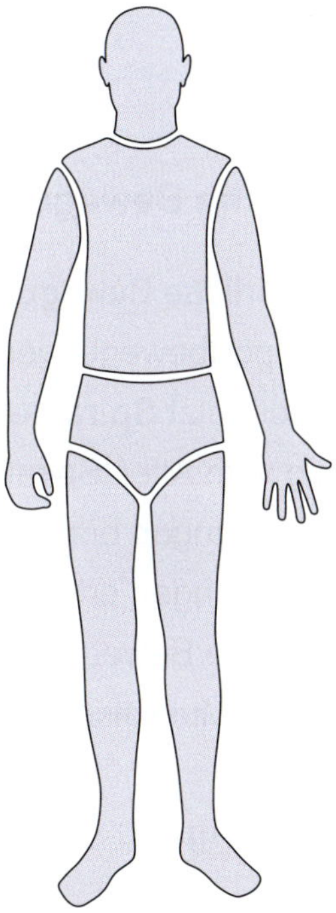

Abb. 4.1 Massen und Zwischenräume [L264]

Die Betrachtung der funktionalen Anatomie hilft den Pflegefachpersonen, die unterschiedlichen Elemente des Bewegungsapparates zu nutzen.

Praxistipp

An die Massen fassen und nicht in die Zwischenräume!

Tab. 4.1 Beispiele für fördernde Anwendungen auf Grundlage der funktionalen Anatomie

Fördernde Anwendungen	Beispiel
Knöcherne Strukturen als passive Träger nutzen.	Setzen Sie die Unterarme als „Gleitschiene“ ein, wenn Sie den Patienten im Bett hochbewegen.
Massenanteile des Körpers bei Bewegungen fassen und stabilisieren.	Unterstützung des Brustkorbs, wenn Sie den Oberkörper umpositionieren.
Zwischenräumen bei entsprechenden Bewegungen Platz geben.	Geben Sie dem Patienten beim Aufstehen oder Hinsetzen genug Platz für die Bewegung nach vorne.
Körper schrittweise Masse für Masse umpositionieren.	Beginnen Sie bei Umpositionierung auf die Seite mit dem Kopf. Es folgen die Beine und das Becken. Schließlich den Oberkörper umpositionieren.
Eindeutige Signale und Orientierung geben.	Beim Aufsetzen des im Bett liegenden Patienten geben Sie am Brustkorb Druck mit den Handflächen. Damit deuten Sie die Bewegungsrichtung an.

Menschliche Bewegung

Jede **körperliche Bewegung** beinhaltet Anteile von Haltungsbewegungen (Stützmotorik) und Transportbewegungen (Zielmotorik). Diese beeinflussen sich gegenseitig.
Der Körper setzt **Spiralbewegungen** oder **Parallelbewegungen** ein. Das ist abhängig vom Alter. Spiralbewegungen sind Drehbewegungen um zwei Achsen. Spiralbewegungen brauchen mehr Platz, aber weniger Kraft als Parallelbewegungen. Spiralbewegungen erleichtern die Bewegung bei wenig Kraft. Parallelbewegungen benutzen eine Bewegungsachse. Sie brauchen weniger Platz. Aber sie erfordern eine höhere Muskelkraft.

Anstrengung

Körperliche Bewegung ist möglich durch den Aufbau von **Körperspannung. Körperspannung** entsteht durch folgendes Zusammenspiel: die Anspannung von Muskulatur und die gezielte Ausrichtung der Kraft.

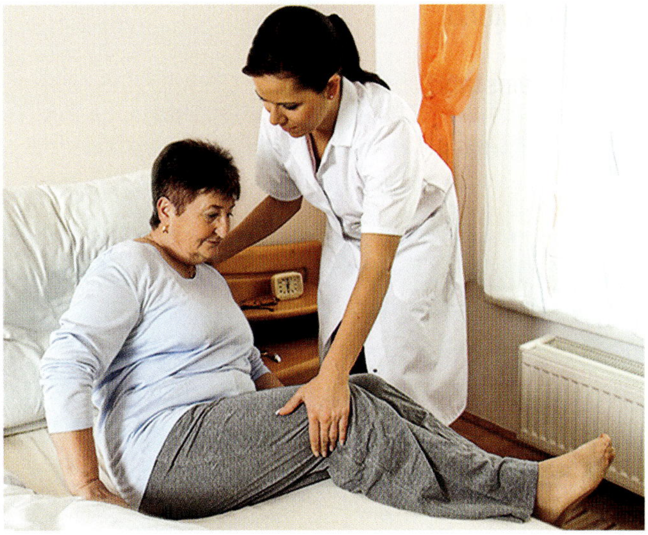

Abb. 4.2 Beispiel für das spiralförmige Aufstehen eines alten Menschen von einem Bett. [J787]

Die Kraft entwickelt sich entweder **in ziehende oder in drückende Richtungen**. Die **kinaesthetische Bewegungsförderung** ermöglicht dem Patienten, seine Körperspannung aufzubauen und die Richtungen seiner Kräfte zu unterstützen.
Der Patient braucht daher Zeit, um sich auf die Bewegung einzustellen. Durch die pflegerische Hilfestellung darf das Ziehen und Drücken der Kraftentwicklung des Patienten nicht gestört werden. Das bedeutet: Ziehen Sie nicht an den Armen des Patienten, wenn er sich mit den Armen hochdrücken will.

Menschliche Funktionen

Kinaesthetics unterscheidet einfache Funktionen, Grundpositionen und komplexe Funktionen.
Die **einfachen Funktionen** sind Haltungspositionen, die der Mensch in Ruhe oder bei Tätigkeiten einnimmt.
Die **Grundpositionen** sind die 7 Schritte, die in der Entwicklung zum selbstständigen Stehen und Gehen durchlaufen werden. Sie sind in den alltäglichen Bewegungsabläufen enthalten, um vom Liegen in den Stand zu kommen:

1. Rückenlage
2. Bauchlage mit Ellenbogenstütz
3. Schneidersitz
4. Hand-Knie-Stand
5. Ein-Bein-Knie-Stand

6. Einbeinstand

7. Zweibeinstand

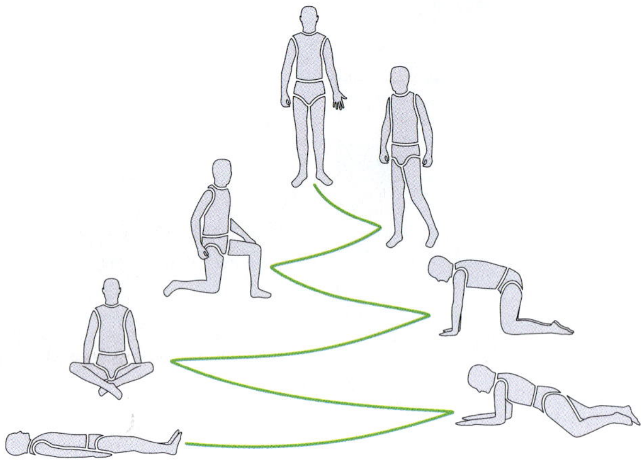

Abb. 4.3 Die 7 Grundpositionen [L264]

Je besser in einer Position das Körpergewicht über die Knochen abgeleitet wird, umso besser ist das **Gleichgewicht** des Körpers. Eine Position im Gleichgewicht braucht weniger Haltungsarbeit. Sie lässt Platz für Aktivitäten.

Folgende Sitzposition auf einem Stuhl ermöglicht freie Aktivitäten:

- Der Stuhl hat eine Lehne. Und er hat eine gerade, feste Sitzfläche.
- Die Füße haben Kontakt zum Boden.
- Hüftgelenke und Kniegelenke sind im 90 Grad-Winkel gebeugt.
- Das Becken ist leicht nach vorne gekippt.
- Die Lendenwirbelsäule wird mit kleinen Kissen unterstützt.

Eine Stabilität in den Grundpositionen oder anderen Haltungen ist erforderlich, um **komplexe Funktionen** durchzuführen.
Komplexe Funktionen sind zum Beispiel beim Gehen notwendig. Sie benötigen eine ausbalancierte Grundposition. Und eine Gewichtsverlagerung. Diese beiden Bewegungen werden beim Gehen verknüpft. Das Körpergewicht verlagert sich bei jedem Schritt vom Standbein auf das Spielbein. Das Spielbein wird dann zum Standbein. Der Bodenkontakt wird beim Gehen durchgängig gehalten.

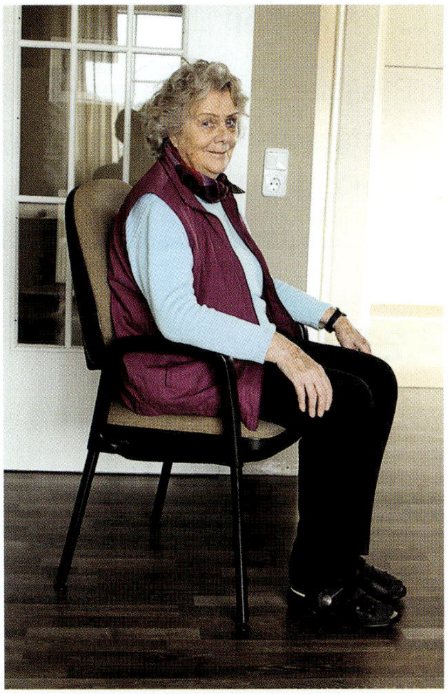

Abb. 4.4 Aktives Sitzen auf einem Stuhl [M977]

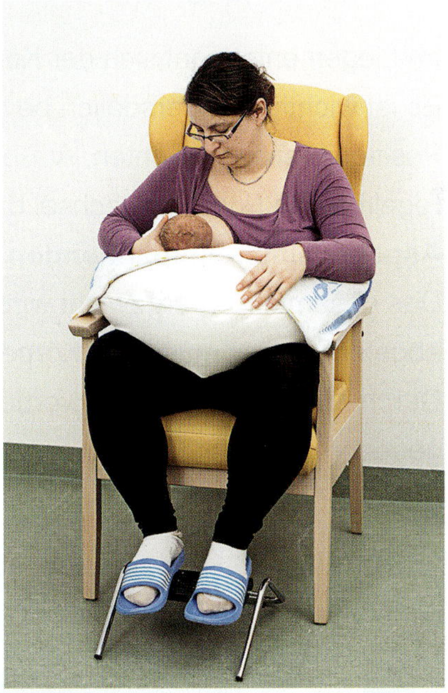

Abb. 4.5 Position von Mutter und Kind beim Stillen [K115]

Umgebung

Die **Umgebung** der Bewegung wird so gestaltet, dass das Bewegen **sicher** und **einfach** möglich ist.
Zum Konzept der Umgebungsgestaltung gehört auch das Prüfen von Hilfsmitteln auf Sicherheit. Zum Beispiel bei einem Rollstuhl. Auch die sichere Anwendung des Hilfsmittels durch den Patienten und die Pflegefachperson gehört dazu.

Praxistipp

Pflegefachpersonen berücksichtigen die Konzepte von Kinästethics bei der täglichen Patientenversorgung. Zum Beispiel beim Transfer oder bei der Körperpflege.

4.2 Positionierungen und Positionswechsel

Begriffserklärung

Positionierung bedeutet: Lagerung des Patienten in eine bestimmte Körperhaltung.

Unterstützung beim Positionieren

Im Liegen entspannt sich der Körper.
Es ist wichtig, die persönlich bevorzugten **Positionen** des Patienten beim Positionieren zu beachten. Außerdem sorgen die Muskelentlastung und der regelmäßige Positionswechsel dafür, dass das Liegen angenehm ist.
Aspekte einer entspannenden Positionierung:
Das gesamte Körpergewicht wird über die Körpermasse auf die Liegefläche abgelegt. Damit muss das Körpergewicht nicht über die Muskulatur gehalten werden. Durch Kissen und Decken werden Liegeflächen und die Begrenzungsflächen gegeben. Das gibt Impulse zur eigenen Körperwahrnehmung.

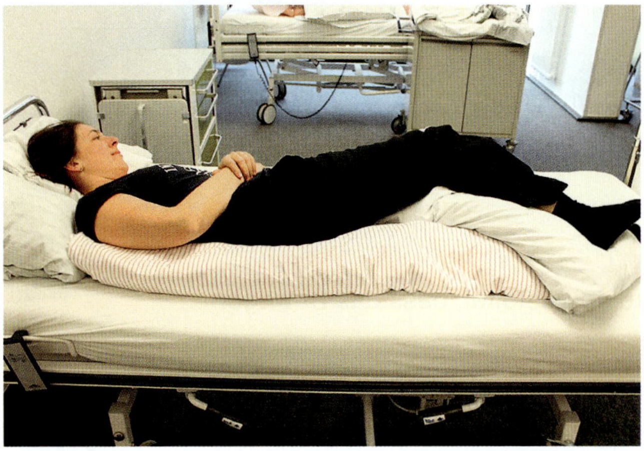

Abb. 4.6 Seitenpositionierung im Bett: Die Patientin wird in Seitenposition durch eine gerollte Decke im gesamten Rückenverlauf unterstützt. So kann sie das Gewicht des Oberkörpers und des Beckens gegen die Decke legen. Sie kann ihre Körpergrenze im Rücken wahrnehmen. [M977]

Die selbstständigen Positionswechsel des Patienten müssen gewährleistet werden. Sie dürfen nicht gehemmt werden durch zu viele oder sehr weiche Positionierungshilfsmittel.

Atmung, Herzfunktion und Kreislauffunktion dürfen durch das Positionieren nicht beeinträchtigt werden.

Praxistipp

Aufgabe zur Selbsterfahrung
Nehmen Sie Ihre bevorzugte Position zum Schlafen ein. Spüren Sie nun das Gewicht auf der Unterstützungsfläche.
Überlegen Sie, welche Aspekte Sie vor dem Schlafen automatisch durchführen:
Welche Position nehmen Sie ein?
Wie liegen Ihre Arme und Beine?
Welches Kissen benutzen Sie?
Wo liegt das Kissen?
Welche Art der Bettdecke benutzen Sie?
Wie sind Ihre Positionswechsel?

Positionswechsel

Bei **Positionswechsel** im Bett oder im Stuhl kann man das Prinzip des Gehens anwenden. Das erfolgt in 3 Teilschritten.
Es gibt den Patienten die Möglichkeit, Positionswechsel **selbstständig** durchzuführen.

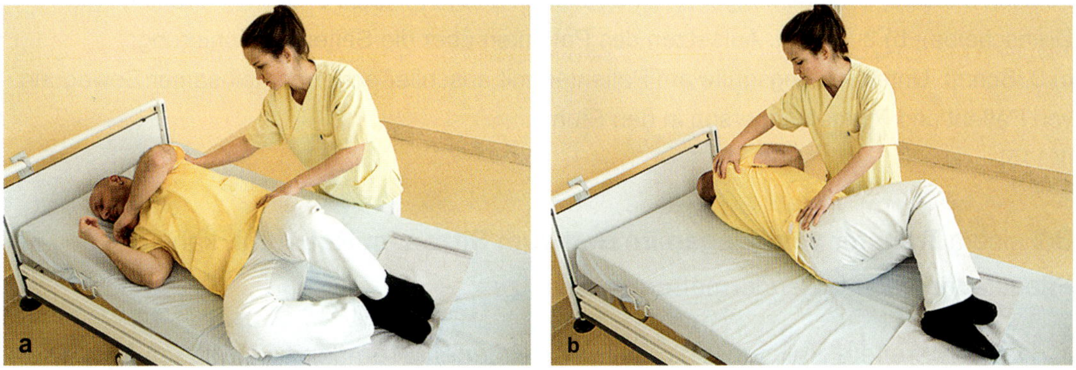

Abb. 4.7 Gehen nach oben im Liegen [K115]

Teilschritte des Gehens:

- Gewichtsverlagerung auf eine Körperseite – auf das Standbein
- Bewegung mit der entlastenden Körperseite – Bewegung mit dem Spielbein
- Gewichtsverlagerung auf die andere Körperseite

Transfer

Der **Transfer vom Bett in einen Stuhl** ist eine sehr häufige Pflegesituation. Vor allem bei der **Mobilisation** eines sitzfähigen Patienten.

Zum Begriff Transfer gehören:

- Das Aufsetzen des Patienten auf die Bettkante.
- Der Transfer in den Stuhl.
- Die angemessene Positionsunterstützung im Stuhl.

Der **Transfer in den Stuhl** kann über den Stand erfolgen, wenn die Patienten stehen können.
Wenn die Patienten nicht sicher stehen können, dann wird der Transfer ohne Stand durchgeführt. Dafür werden Hilfsmittel genutzt. Zum Beispiel ein Rutschbrett.

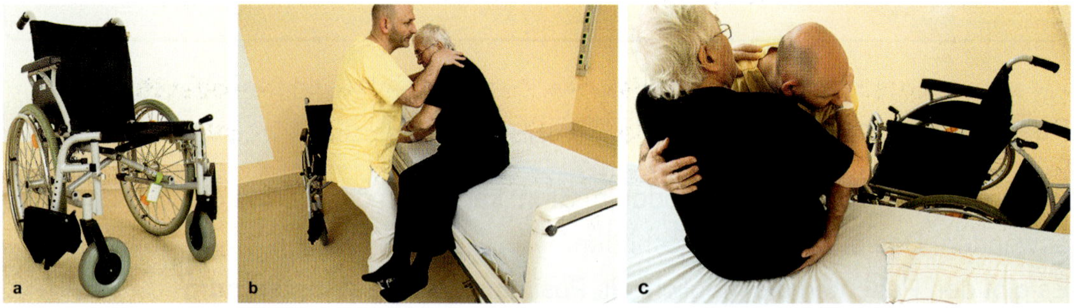

Abb. 4.8 Transfer vom Bett in den Stuhl: a) 1. Schritt: Vorbereiteter Rollstuhl (nahe Position am Bett, Bremse festgestellt, Fußstützen und Armstütze entfernt – eventuell mit Drehscheibe); b) 2. Schritt: Aufsetzen des Patienten über die Seitenpositionierung; c) 3. Schritt: Unterstützungsgriffe am Patienten mit anschließender gemeinsamer Bewegung von Patient und Pflegefachperson in den Stuhl.
[K115]

Bei einem **Transfer vom Liegen im Bett zum Sitzen im Rollstuhl,** kann die Pflegefachperson folgendermaßen unterstützen:

1. Der vorbereitete Rollstuhl steht mit angezogenen Bremsen seitlich zum Bett. Die Armstütze am Bett ist heruntergeklappt. Die Fußstützen sind entfernt.
2. Der Patient wird auf die Bettkante gesetzt. Das Aufsetzen erfolgt über die seitliche Positionierung des Patienten. In dieser Position hat der Patient die Möglichkeit, sich mit dem freien Arm und der freien Hand aufzustützen. Die Pflegefachperson unterstützt ihn dabei an der Schulter und unter den Knien.

3. Der Patient wird am Becken und am Oberkörper stabilisiert. Er soll sich sicher fühlen. Und er soll Halt haben. Gleichzeitig soll er über genügend Bewegungsspielraum verfügen.
4. Bei einem Transfer ohne Stand kann der Patient beim Gehen zum Rollstuhl hin unterstützt werden. Der Transfer erfolgt dann in kleinen Schritten: durch Gewichtsverlagerung, seitliche Bewegung und Abstützen mit den Armen.
5. Die Position im Stuhl kann der Patient mit einer gehenden Bewegung nach vorne oder hinten korrigieren.

Welche Hilfsmittel gibt es?

Technische Hilfsmittel sind Hilfsmittel zur Mobilisation. Sie sind Hilfsmittel zur Unterstützung der eigenständigen Bewegung.
Es gibt **kurzfristig** angewandte Hilfsmittel. Zum Beispiel Unterarmgehstützen oder Gehwagen.
Es gibt **langfristig** eingesetzte Hilfsmittel. Zum Beispiel Rollatoren oder Rollstühle.
Es gibt einfache Hilfsmittel. Zum Beispiel Rutschbretter oder Gleitunterlagen.
Es gibt aber auch Hilfsmittel, die sehr komplex sind. Zum Beispiel Patientenlifter oder Treppenlifte. Sie werden bei hohem Unterstützungsgrad eingesetzt.

Tab. 4.2 Technische Hilfsmittel

Funktion	Hilfsmittel
gezielte Entlastung	Unterarmgehstützen Gehbock, Gehwagen Thomas-Schiene
Förderung der Mobilität	Vier-Punkt-Gehstützen Rollator Rollstuhl
Transfer	Bettbügel, Strickleiter Rutschbrett Gleitunterlage Mobilisationsgürtel Patientenlifter

Bei der Auswahl der **technischen Hilfsmittel** werden die persönlichen Bedürfnisse des Patienten beachtet. Eine Zusammenarbeit mit anderen Berufsgruppen ist wichtig. Zum Beispiel mit Physiotherapeuten.

Folgende Fragen helfen bei der Auswahl technischer Hilfsmittel:
Patient:

- Entspricht das Hilfsmittel den **persönlichen Gewohnheiten?**
- **Akzeptiert** der Patient das Hilfsmittel?
- Kann der Patient mit dem Hilfsmittel umgehen? Können die Angehörigen damit umgehen?

Pflegefachpersonen:

- Welche Pflegesituationen werden mit dem Hilfsmittel **unterstützt?**
- Welche Pflegesituationen werden mit dem Hilfsmittel **schwerer?**
- Welche Pflegesituationen werden mit dem Hilfsmittel **leichter?**
- Welche Gefährdungen entstehen durch das Hilfsmittel? Zum Beispiel *Dekubitus* oder Sturzgefahr.
- Welche Anleitungen brauchen der Patient und seine Angehörigen?

Hilfsmittel zur gezielten Entlastung

Unterarmgehstützen

Unterarmgehstützen werden zur **Entlastung** der unteren Extremitäten eingesetzt. Zum Beispiel nach Verletzungen und Frakturen.
Die Unterarmgehstützen können unterschiedlich angewendet werden. Sie ermöglichen: eine völlige Entlastung, eine Teilentlastung oder eine Vollbelastung der betroffenen Extremität.
Die **persönliche Situation** des Patienten muss berücksichtigt werden. Die Gehstützen müssen angepasst werden. Der Patient bekommt eine Gangschulung durch Physiotherapeuten. Der Patient bekommt eine **Anleitung** zur Gangtechnik durch Pflegefachpersonen.
Damit man Unterarmgehstützen einsetzen kann, muss der Patient **motorische Fähigkeiten** haben: **Gleichgewicht, Koordination, Kraft** im Oberkörper und Rumpf.

Gangschule: Gehen mit Unterarmgehstützen

Häufig benötigen Patienten eine Zeit lang eine Gehhilfe, wenn sie Erkrankungen an der unteren Extremität oder auch am Rücken haben.

Meist sind **Unterarmgehstützen** ausreichend. Diese müssen auf die Größe des Patienten eingestellt werden:

- Der Patient trägt die Schuhe, die er meistens trägt.
- Der Patient steht aufrecht. Die Schultern sind nicht hochgezogen.
- Die Handgriffe sind auf der Höhe des Handgelenks. Die Ellenbogen sind locker gestreckt.

Der Vorteil von **Achselstützen** ist, dass die Handgelenke nicht so stark beansprucht werden. Es kann aber durch Druck im Achselbereich zu Gefäßkompression und Nervenschädigung kommen. Achselstützen sind im Vergleich zu Unterarmgehstützen leichter anwendbar. Achselstützen reichen bis zur Achsel. Unterarmgehstützen reichen nur bis zu den Unterarmen.

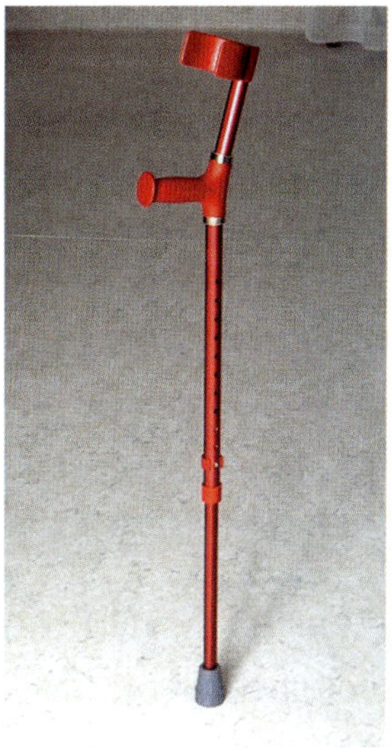

Abb. 4.9 Unterarmgehstütze [K183]

Praxistipp

Die Gummifüße der Gehhilfe müssen in Ordnung sein.
Schiefe oder abgelaufene Gummis erhöhen die **Sturzgefahr.**
Die Schultergelenke und die Handgelenke sollen geschont werden. Daher soll der Patient den Rücken aufrecht halten. Der Patient soll sich aktiv auf den Unterarmgehstützen abstützen.
Ältere und unsichere Menschen sollen nicht allein Treppen steigen. Eine zweite Person geht daneben oder dahinter.

In der **Gangschule** lernt der Patient das richtige Gehen. Und er lernt das Treppensteigen mit der Gehhilfe.

Der Patient wird von Pflegefachpersonen und Physiotherapeuten angeleitet. Sie achten auf die individuelle Situation des Patienten.
Je nach Zustand und erlaubtem Belastungsgrad gibt es verschiedene Techniken.

Zweipunktgang

Beim **Zweipunktgang** darf das erkrankte Bein nicht belastet werden. Zum Beispiel nach der Implantation einer zementfreien Hüftendoprothese. Das Bein wird dabei zwischen den Unterarmgehstützen durchgeschwungen.

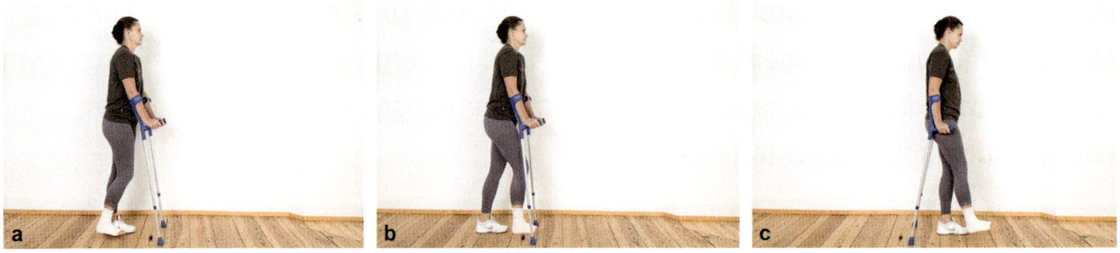

Abb. 4.10 Zweipunktgang. a) Zuerst beide Unterarmgehstützen einen Schritt nach vorne stellen. Die Belastung ist dabei vollständig auf dem gesunden linken Bein. Das kranke rechte Bein ist leicht angehoben. b) Dann das kranke Bein nach vorne bringen ohne den Boden zu berühren. c) Als Letztes das Gewicht auf die Unterarmgehstützen verlagern. Und das gesunde Bein abdrücken und nach vorne stellen.
[K115]

Dreipunktgang

Beim **Dreipunktgang** berührt das erkrankte Bein den Boden. Der Dreipunktgang wird notwendig, wenn ein Bein **teilweise** belastet werden darf. Zum Beispiel nach der Implantation einer Kniegelenkendoprothese.

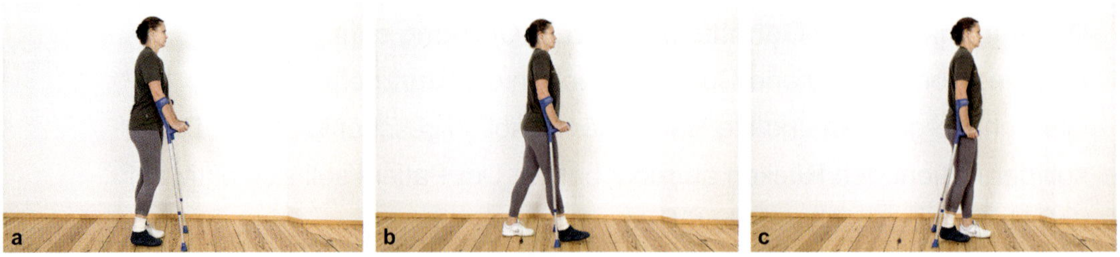

Abb. 4.11 Dreipunktgang. a) Beide Unterarmgehstützen einen Schritt nach vorne stellen. Die Belastung liegt fast vollständig auf dem gesunden linken Bein. Das kranke rechte Bein hat Bodenkontakt. Es trägt aber nur wenig Gewicht. b) Das kranke Bein nach vorne bringen und den Fuß mit der erlaubten Belastung abrollen. Das restliche Gewicht lastet auf den Unterarmgehstützen. c) Das gesunde Bein nachholen beziehungsweise überholen lassen.
[K115]

Vierpunktgang

Beim **Vierpunktgang** dürfen beide Beine gleich belastet werden. Der Patient geht mit zwei Unterarmgehstützen.
Zum Beispiel bei **Gangunsicherheit.**

Gehen mit einer Unterarmgehstütze

Das **Gehen mit einer Unterarmgehstütze** ist eine Alternative zum Vierpunktgang. Die Unterarmgehstütze wird auf der gesunden Seite verwendet. Pflegefachpersonen achten darauf, dass durch die einseitige Benutzung keine unnatürliche Körperhaltung entsteht.

Hinsetzen und Aufstehen

Hinsetzen und Aufstehen müssen besonders geübt werden, wenn der Patient sein operiertes oder verletztes Bein nicht belasten darf.

Zum Hinsetzen:

- Rückwärts an den Stuhl stellen.
- Beide Unterarmgehstützen in die Hand der gesunden Seite nehmen.
- Nicht belastbares Bein nach vorne strecken. Gleichzeitig mit der Hand an die Lehne greifen. Dann sich langsam in den Stuhl gleiten lassen.
- Unterarmgehstützen an einen gut erreichbaren Ort stellen. Am besten in eine spezielle Halterung.

Zum Aufstehen:

- Im Stuhl zunächst nach vorne rutschen.
- Unterarmgehstützen auf der Seite des beeinträchtigten Beins in die Hand nehmen.
- Über die Unterarmgehstützen und das gesunde Bein aufstehen.

Schienen und Orthesen

Schienen

Begriffserklärung

Eine orthopädische Schiene ist ein Lagerungsmittel zur:

- Entlastung
- Ruhigstellung
- Stellungskorrektur
- kontrollierten, begrenzten Bewegung

Schienen sind ein wichtiges Hilfsmittel in der Orthopädie und Traumatologie. Sie werden an der unteren und oberen **Extremität** angewendet.
Der Arzt ordnet die Art der Schiene und Lagerung an. Die Schiene wird individuell angepasst. Oder bei Standardschienen wird die bestmögliche Größe gewählt.
Das Anpassen erfolgt an der **gesunden Extremität**.

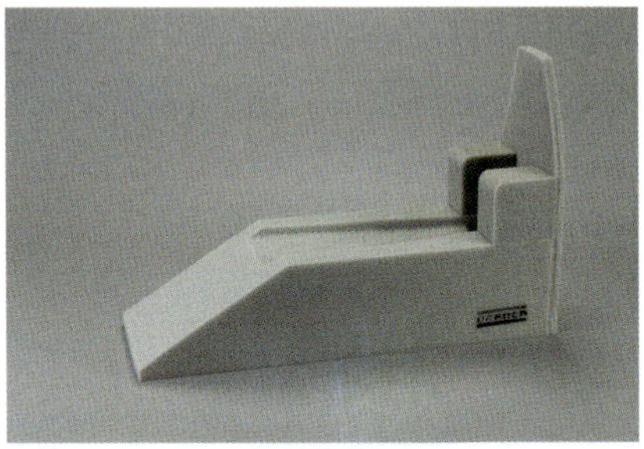

Abb. 4.12 Beinhochlagerungsschiene [V459]

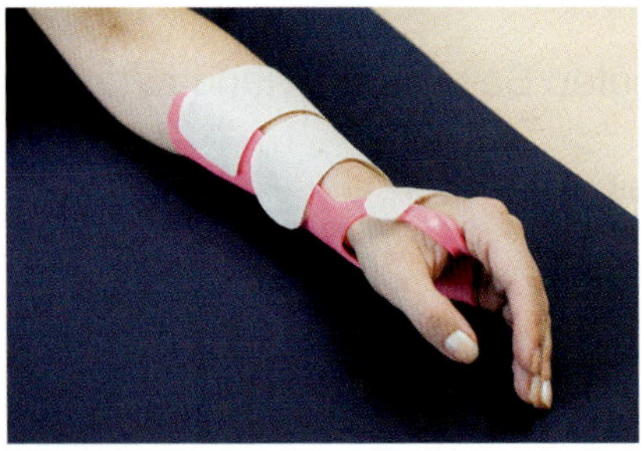

Abb. 4.13 Handgelenkstützschiene [O1053]

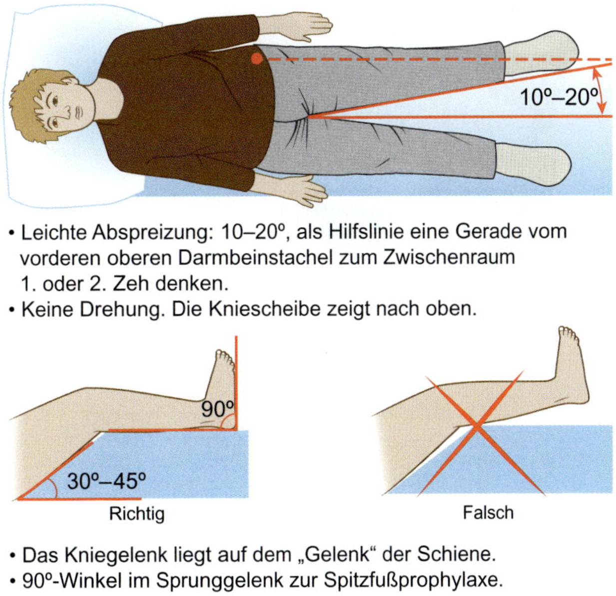

Abb. 4.14 Lagerung des Beins auf einer Schiene [L255]

Orthesen

Begriffserklärung

Eine Orthese ist ein stabiles orthopädisches Hilfsmittel zur:

- Entlastung
- Ruhigstellung
- Stabilisierung
- Führung oder Korrektur von Skelettabschnitten

Orthesen bestehen aus **festen Materialien.** Zum Beispiel aus Kunststoff oder Metall. Zu den Orthesen zählen: Schienen, Bandagen, Stützapparate und Korsette. Sie haben oft eine Polsterung. Klettbänder dienen zum Verschließen der Orthese. Orthesen werden häufig bei Verletzungen eingesetzt, bei denen früher ein Gipsverband erforderlich war.
Orthesen beschleunigen die Mobilisation. Dadurch vermindern sich Komplikationen. Es gibt verschiedene Arten von Orthesen. Zum Beispiel **Zervikalorthesen.** Sie dienen der **Ruhigstellung** und **Stabilisierung** der Halswirbelsäule.

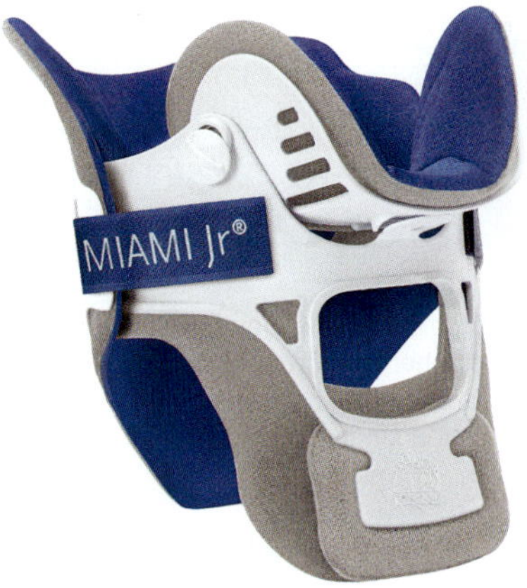

Abb. 4.15 Zervikalorthese [V595]

Schulterorthesen dienen der kurzzeitigen Ruhigstellung der Schulter.
Rumpforthesen werden bei stabilen Wirbelfrakturen eingesetzt. Man nennt sie auch **Korsett.**
Hüftabduktionsorthesen dienen der Korrektur einer angeborenen Hüftgelenkdysplasie.

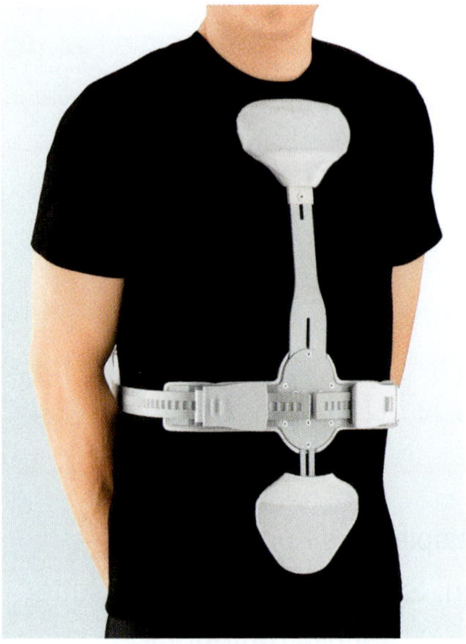

Abb. 4.16 Rumpforthese [V481]

Kniegelenkorthesen dienen der Stabilisierung und Ruhigstellung des Kniegelenks.
Unterschenkelorthesen, Fußorthesen und Sprunggelenkorthesen werden *postoperativ* eingesetzt. Oder manchmal zur sofortigen Behandlung bei Bandverletzungen des Sprunggelenks oder bei Frakturen.

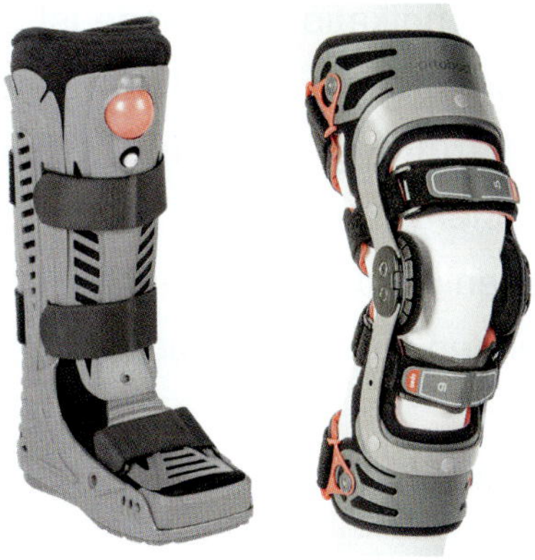

Abb. 4.17 Links: Unterschenkel-Fußorthese.
Rechts: Knieorthese.
[V164]

Hartverband: Gipsverband und Kunststoffverband

Begriffserklärung

Hartverband:
Fester Stützverband zur **Ruhigstellung** einer Extremität.

Ein Hartverband ist ein **Stützverband** aus mehreren Schichten. Er gibt nicht nach. Er **immobilisiert** den betroffenen Körperabschnitt fast vollständig.

Es gibt verschiedene Arten von Hartverbänden:

- Weißgipsverband
- Kunststoffverband

In der Umgangssprache bezeichnet man den Hartverband oft als **Gips.**

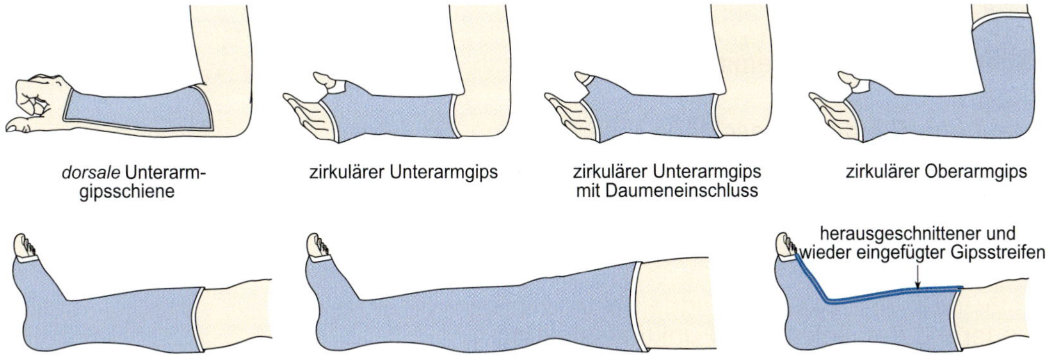

Abb. 4.18 Gipse an den Extremitäten
[L141]

Hauptindikation für Gipse ist die **konservative Behandlung.** Konservative Behandlung bedeutet: die Verletzung wird nicht operiert. Oder die **Behandlung nach einer Operation** von Frakturen, Bandverletzungen und Sehnenverletzungen.
Selten werden Gipse auch für die Korrektur von Fehlstellungen verwendet. Oder zum Dehnen von Kontrakturen.

Komplikationen

Gipse haben **Risiken.**

Komplikationen sind:

- **Muskelatrophie**
- Einschränkung der Gelenkbeweglichkeit bis zur Gelenkversteifung
- Druckschäden
- Gewebeschäden und Nervenschäden
- Thrombose

Pflegerische Betreuung

Der Arzt kann die Gipsanlage an Pflegefachpersonen *delegieren.* Das bedeutet: Der Arzt ordnet eine Aufgabe an. Diese Aufgabe führt die Pflegefachperson durch. Vorausetzung ist: Die Pflegefachperson muss in der professionellen Lage sein, die Aufgabe durchzuführen.

Die Pflegefachperson führt folgende Maßnahmen **vor der Gipsanlage** durch:

- Nagellack entfernen
- Schmuck an der Extremität entfernen
- Haut auf Wunden, Ausschläge untersuchen
- Haut reinigen und sorgfältig trocknen
- Haut nicht rasieren
- Lagerung der Gelenke in Funktionsstellung

Für die Gipsanlage wird die Extremität auf ein Gipsbänkchen gelagert.

Für jedes Gelenk gibt es eine **Funktionsstellung**: Das ist die Lagerung eines Gelenks in Mittelposition zwischen extremer Streckung und Beugung. In dieser Stellung ist die Schrumpfung von Gelenkkapsel, Bändern und Muskeln am geringsten. Die Extremität wird vor der Gipsanlage in diese Position gebracht.
Nach der Gipsanlage wird eine **regelmäßige Beobachtung** und **Kontrolle** durchgeführt:

- **DMS-Kontrolle** (Durchblutung, Motorik, Sensibilität) dreimal täglich. Und wenn der Patient Beschwerden angibt.
- Bei Schmerzen, Engegefühl, Gefühlsstörungen und Missempfindungen.
- Hautfarbe und Hauttemperatur kontrollieren.
- Auf Schwellung von Finger oder Zehen achten.
- Zehen oder Finger sowie Gelenke oberhalb und unterhalb vom Gips bewegen lassen.
- Gips auf scharfe Kanten und Einschnürungen kontrollieren.

Gibt der Patient Schmerzen oder andere Beschwerden an, muss der Arzt verständigt werden. Auch, wenn die Pflegefachperson Auffälligkeiten bei der DMS-Kontrolle feststellt.
Durch einen zu **engen Gips** können **dauerhafte Schäden** entstehen!

Hilfsmittel zur Förderung der Mobilität

Rollator

Der **Rollator** ist eine **Gehhilfe.** Der Rollator wird viel im ambulanten Bereich für ältere Menschen verwendet. Er gleicht Unsicherheiten beim Gehen aus.
Im Krankenhaus wird der Rollator bei Verschlechterungen des Allgemeinzustands verwendet.

Merkhilfe

Kontraindikationen
Bei Patienten mit Wahrnehmungsstörungen oder Gleichgewichtsstörungen darf ein Rollator nicht zum Einsatz kommen.

Rollatoren gibt es in unterschiedlichen Ausführungen. Es gibt Rollatoren mit Halterungen für Stöcke oder Sauerstoffflaschen.

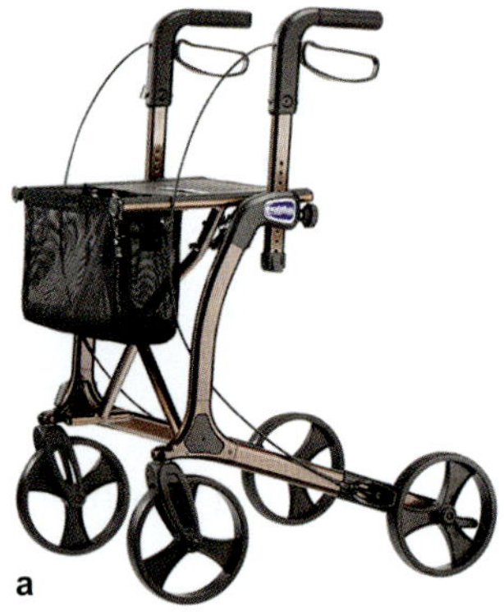

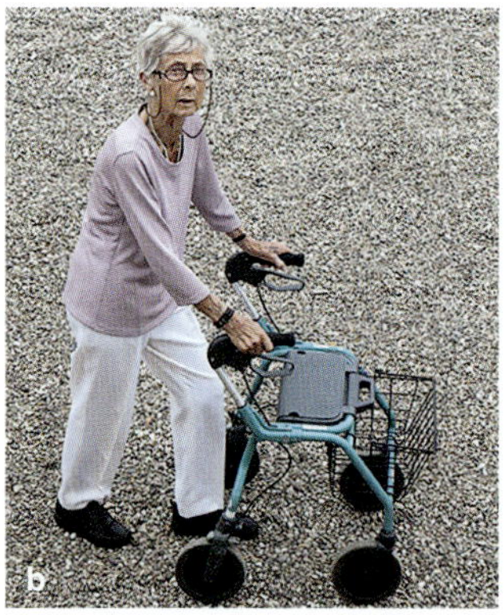

Abb. 4.19 a) Rollator.
b) Der Rollator muss korrekt auf die Körpergröße der Patientin angepasst werden.
[V121, J787]

Rollstuhl

Rollstühle sind Hilfsmittel zur selbstständigen Lebensführung und zur Teilnahme am Leben in der Gesellschaft.
Rollstühle sind in sehr vielen Ausführungen vorhanden. Sie werden sehr individuell eingestellt. Es gibt Rollstühle für Kinder. Es gibt Rollstühle **je nach Unterstützungsbedarf.** Zum Beispiel Elektrorollstühle oder Rollstühle mit Kopfstützen.
In der Klinik findet man **Standardrollstühle.**

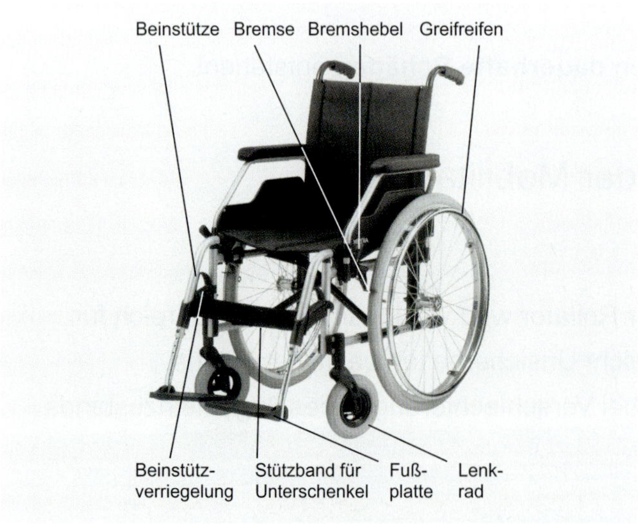

Abb. 4.20 Ausstattung eines Standardrollstuhls
[V121]

Sicherheitsregeln beim Einsatz von Rollstühlen

Im Umgang mit Patienten in Rollstühlen sind verschiedene Aspekte zu beachten. Damit gewährleisten Sie die Sicherheit.
Stellen Sie bei **teilweise mobilen** Patienten in der Parkposition die **Bremsen** des Rollstuhls fest. Klappen Sie die Fußstützen weg. Sonst kann der Patient nach vorne stürzen. Der Patient braucht Kontakt zum Fußboden.

Bei Patienten ohne Rumpfstabilität kann eine **Sicherung** mit einem **Tischbrett** oder mit **Haltegurten** erforderlich sein. Zum Beispiel nach einem Schlaganfall.
Dafür ist die **Einwilligung** des Patienten erforderlich. Oder die Einwilligung des gesetzlichen Vertreters.
Nur bei **akuter Gefahr** darf eine kurzfristige Sicherung erfolgen. Die Sicherung erfolgt auf **ärztliche Anordnung.**

Hilfsmittel zum Transfer

Hilfsmittel zum Transfer unterstützen den Patienten beim **Positionswechsel.** Diese Hilfsmittel unterstützen im Bett. Oder beim Transfer vom Bett in den Stuhl. Es gibt viele unterschiedliche Hilfsmittel. Sie müssen auf die **Situation** und den **Patienten** angepasst werden.

Hilfsmittel für den Positionswechsel im Bett

Patientenaufrichter

Der **Patientenaufrichter** wird auch Bettbügel oder **Haltegriff** genannt.
Er unterstützt den Patienten beim Anheben von Oberkörper und Gesäß. Der Patientenaufrichter ermöglicht ihm, sein Gewicht von der Unterlage zu entfernen.

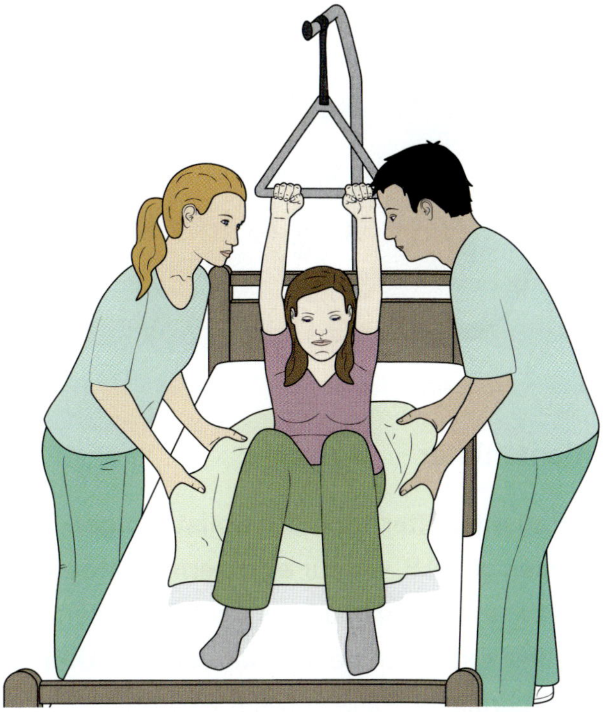

Abb. 4.21 Einsatz des Patientenaufrichters mit Hilfstuch [L264]

Praxistipp

Kontraindikation
Bei Patienten mit einer **Hemiparese** darf der Patientenaufrichter nicht angewendet werden. Er fördert ein asymmetrisches Bewegungsmuster und Spastik. Asymmetrisch bedeutet: seitenungleich.

Hilfsmittel zum Transfer vom Bett in den Stuhl

Rutschbrett oder Drehbrett

Einige Patienten benötigen eine Unterstützung beim Wechsel von der Bettkante auf den Stuhl. Dafür gibt es **einfache Hilfsmittel.** Zum Beispiel das **Rutschbrett** oder **Drehbrett.**
Damit kann man den Patienten einen fast selbstständigen Transfer ermöglichen. Beide Hilfsmittel sorgen dafür, dass die Strecke zwischen Bett und Stuhl so einfach wie möglich überwunden wird.

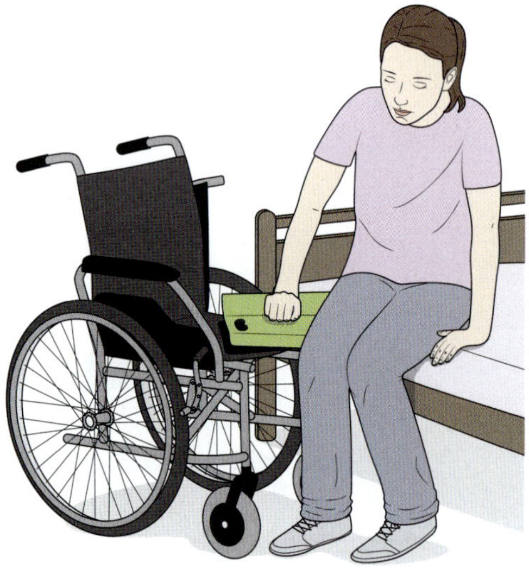

Abb. 4.22 Anwendung eines Rutschbretts [L264]

Patientenlifter

Der **Patientenlifter** kann den **vollständigen Transfer** übernehmen. Er wird bei Patienten genutzt, die nur eine **geringe Möglichkeit der Eigenbewegung** haben. Der Lifter **erleichtert** pflegerische Tätigkeiten. Zum Beispiel das Richten des Betts. Der Lifter kann auch benutzt werden zum **Umpositionieren** oder für den **Transfer** zur Körperpflege. Patientenlifter werden über eine Fernbedienung elektrisch gesteuert. Sie bestehen aus einem Gurtsystem. Das Gurtsystem muss korrekt angelegt werden. Der Patient hat im Lifter eine passive Rolle. Das bedeutet: Er kann die Situationen nicht beeinflussen.

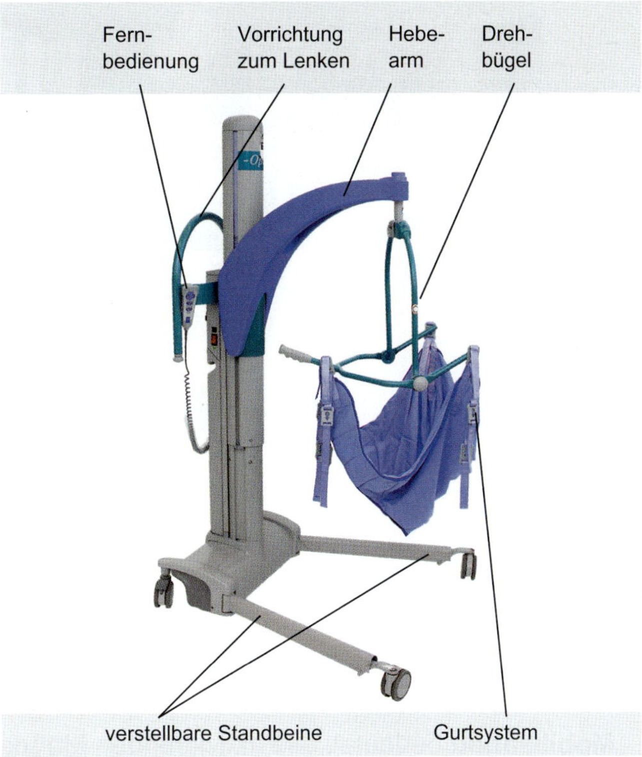

Abb. 4.23 Bestandteile eines Patientenlifters [K115]

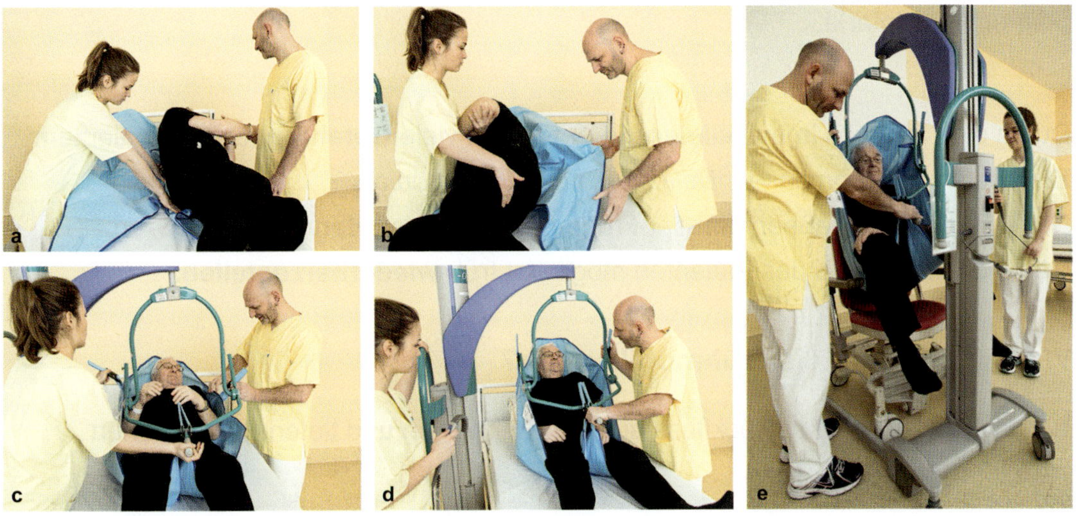

Abb. 4.24 Anwendung eines Patientenlifters: a) und b) Das Tragetuch wird unter den Patienten gelegt. c) und d) Die Haltebügel werden mit dem Tragetuch verbunden. e) Mit dem Hubarm kann der Patient zur Seite und nach oben oder nach unten bewegt werden. [K115]

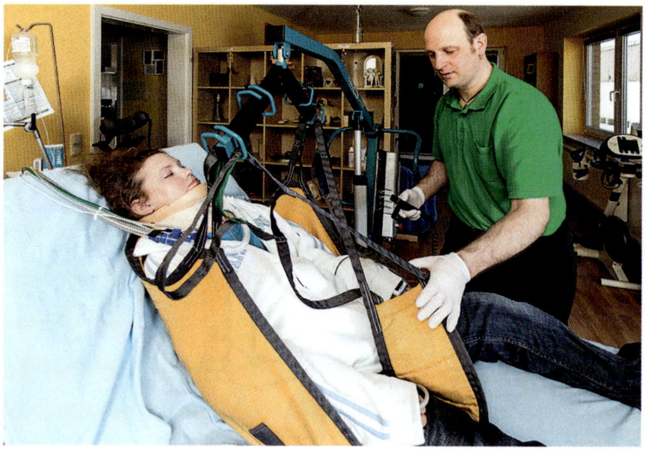

Abb. 4.25 Einsatz eines Patientenlifters im häuslichen Bereich. [K115]

4.3 Frühmobilisation

Begriffserklärung

Mobilisation bedeutet: alle aktivierenden Maßnahmen.
Der Begriff **Frühmobilisation** bedeutet: die rasche Mobilisation nach internistischen Erkrankungen und nach Operationen. Zum Beispiel nach einem Herzinfarkt.

Durch eine **längere Immobilisierung** entstehen viele **Gefahren** für den Patienten. Zum Beispiel: *Thrombosen, Dekubitus* oder *Pneumonien*.
Daher haben die Maßnahmen der Frühmobilisation das **Hauptziel,** den Gesundheitszustand des Patienten möglichst früh **wiederherzustellen.**

Welche Ziele hat die Frühmobilisation?

- Gesteigerter venöser Rückfluss aus den Beinvenen und tiefen Beckenvenen: **Thromboseprophylaxe.**
- Vertiefte Atmung und gute Belüftung aller Lungenabschnitte: **Pneumonieprophylaxe.**
- Entlastung und bestmögliche Durchblutung aller Hautschichten: **Dekubitusprophylaxe.**
- Förderung der **Wahrnehmung** aller Sinnesorgane.
- **Bewegung** und Beanspruchung der Gelenke und Muskulatur: **Kontrakturenprophylaxe.**

- **Bewegung** und Beanspruchung der Gelenke und Muskulatur: Verhinderung einer **Atrophie**.
- Anregung der Darmperistaltik: **Obstipationsprophylaxe.**

Begriffserklärung

Prophylaxe bedeutet: Eine vorbeugende Maßnahme, die das Entstehen einer Krankheit verhindern kann.

Welche Maßnahmen werden angewendet?

Maßnahmen der Frühmobilisation werden entsprechend dem Zustand und dem Krankheitsverlauf des Patienten ausgewählt. Wenn es möglich ist, dann wird die Belastung für den Patienten immer stärker.

1. Bewegungsübungen im Bett
2. Sitzen an der Bettkante
3. Stand vor dem Bett
4. Sitzen in einem Stuhl
5. schrittweises Gehen

Wie bereitet man die Frühmobilisation vor?

Zur **Planung und Vorbereitung** der Frühmobilisation benötigt man eine genaue Informationssammlung über den Patienten. So kann man die **Mobilisationsfähigkeit** beurteilen. Und man kann den **Mobilisationsumfang** beurteilen.

Folgende Informationen müssen gesammelt werden:

- Welche Drainagen und Katheter hat der Patient?
- Wie ist der aktuelle pflegerische Zustand?
- Wie sind die aktuellen Vitalwerte, also: Blutdruck, Puls, Atmung, Körpertemperatur?
- Zeigt der Patient Schmerzen?
- Wie ist das Befinden des Patienten: Allgemeinzustand, Schmerzen, Übelkeit?

- Welche ärztliche Anordnung zur Frühmobilisation liegt vor?
- Welche Maßnahmen wurden bereits durchgeführt?
- Wie ist der Krankheitsverlauf?

Je nach Grunderkrankung und den durchgeführten Maßnahmen beachtet man wichtige Informationen.

Tab. 4.3 Wichtige Informationen zur Vorbereitung der Mobilisation

Krankheit	Informationen
Herzerkrankungen	Wie sind die Grenzwerte der Pulsfrequenz? Treten Rhythmusstörungen auf? Wie sind die Grenzwerte der Atemfrequenz? Liegt eine *Angina pectoris* (Brustenge) vor?
Schlaganfall	Gibt es Beeinträchtigungen durch neurologische Störungen? Liegt ein **Neglect** vor? Liegt eine **Apraxie** vor? Bei einer Apraxie können Bewegungen nicht geordnet ausgeführt werden.
nach Operationen am Bewegungsapparat	Welche Grenzen beim Durchführen der Mobilisation gibt es? Welcher Bewegungsumfang der Extremität darf durchgeführt werden? Wie hoch ist der Grad der Belastungsstabilität? Zum Beispiel: keine Belastung, Teilbelastung, belastungsstabil.

Welche Komplikationen können auftreten?

Bei der **Frühmobilisation** können **Probleme** und **Komplikationen** auftreten.
Nach Eingriffen im Bauchraum und nach *gynäkologischen* Eingriffen kommt es häufig zu *Synkopen* (Ohnmacht).
Bei operativen Frakturbehandlungen haben viele Patienten Angst, ob die operierte Fraktur stabil ist.
Jede Frühmobilisation bedeutet für den Pflegebedürftigen, dass er die Sicherheit des Bettes verlässt. Das kann Ängste verursachen.

Häufige Probleme und Komplikationen:

- Der Patient ist ängstlich.
- Der Patient ist wenig motiviert.
- Es besteht die Gefahr einer Synkope.
- Es besteht Sturzgefahr.
- Drainagen und Zuleitungen können abreißen.
- Der Patient hat Schmerzen beim Mobilisieren.

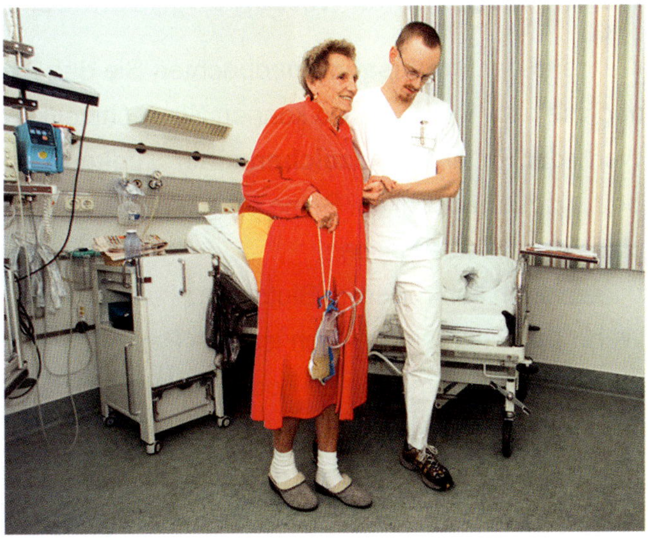

Abb. 4.26 Frühmobilisation [K115]

Synkope

Merkhilfe

Gefahr einer Synkope

Synkope: Plötzlich einsetzende und kurz dauernde **Bewusstlosigkeit.**
Die **kurzzeitige Bewusstlosigkeit** wird bei der Frühmobilisation oft durch Kreislaufregulationsstörungen verursacht.

Wie erkennt man eine Synkope?

Symptome

- **Blutdruckabfall:** systolisch weniger als 100 mmHg.
- **Pulsfrequenz:** mehr als 120 Schläge in der Minute.

- **Blässe, Kaltschweißigkeit** der Haut.
- Verminderter **Muskeltonus**.
- **Unruhe** des Patienten.
- Bewusstseinsstörungen bis zum **Bewusstseinsverlust.**

Die Symptome der Synkope treten **plötzlich** auf beim Aufsetzen und Aufstehen des Patienten. Vorbeugen kann man die Synkope durch: Bewegungsübungen und schrittweises Mobilisieren.

Welche Maßnahmen werden angewendet?

Während der **Mobilisation** beobachten Sie den Patienten durchgehend. Fragen Sie nach seinem Befinden. So können Sie rechtzeitig reagieren.
Wenn der Patienten **Anzeichen einer Synkope** zeigt, dann führen Sie ihn zügig zum Bett. Kopfteil absenken. Beine erhöht positionieren. Oder den Patienten sich auf einen Stuhl setzen lassen.
Vitalzeichen kontrollieren: Blutdruck, Puls messen, Atemfrequenz ermitteln.
Wenn es nicht mehr möglich ist, den Patienten zum Bett zu bringen, dann lassen Sie den Patienten vorsichtig zu Boden gleiten. Dabei den Kopf abstützen.
Der Patient wird flach positioniert.
Die Beine mit Kissen erhöht positionieren. Den Kopf mit einem kleinen Kissen unterstützen.
Vitalzeichen kontrollieren: Blutdruck, Puls messen, Atemfrequenz ermitteln.
Erst wenn der Patient wieder bei Bewusstsein ist, wird er zurück zum Bett gebracht.

Notfall

Bei einer Kreislaufregulationsstörung erlangt der Patient **nach wenigen Sekunden** wieder das Bewusstsein.
Wenn der Patient **nicht zu Bewusstsein** kommt oder wenn seine Vitalwerte abnormal sind, dann kann ein Notfall vorliegen. Zum Beispiel eine Lungenembolie oder Herzrhythmusstörungen. Dann müssen sofortige Notfallmaßnahmen eingeleitet werden.

Wie wird die Frühmobilisation durchgeführt?

Die Frühmobilisation wird geplant. Sie wird individuell auf den Patienten und seinen aktuellen Zustand ausgerichtet.

Die **Durchführung** der Frühmobilisation sorgt dafür, dass der Patient **sicher** und **beschwerdefrei** mobilisiert werden kann.
Die Pflegefachperson kann Komplikationen bedenken, denn sie hat die Frühmobilisation im Voraus geplant und vorbereitet.

Tab. 4.4 Ablauf der Frühmobilisation

Schritte	Handlungen
Information des Patienten	Was wird gemacht? Warum wird die Maßnahme durchgeführt? Wie wird die Maßnahme durchgeführt?
Vorbereitung	Blutdruckmessgerät bereitlegen. Schuhe bereitlegen. Stuhl bereitstellen. Weg frei räumen. Stolperfallen beseitigen. Drainagen und Ableitungen sichern.
Durchführung	Bewegungsübungen im Bett. Anleitung des Patienten. Aufsetzen des Patienten über die Seitenlage an die Bettkante. Bewegungsübungen im Sitzen. Zum Beispiel: mit den Beinen pendeln, mit den Füßen kreisen. Blutdruckkontrolle und Pulskontrolle durchführen, bevor die weitere Mobilisation durchgeführt wird. Schuhe anziehen. Bei manchen Patienten können die Schuhe schon im Bett angezogen werden. Bei stabilen Patienten die Mobilisation fortführen: • Aufrichten in den Stand • schrittweise gehen • Sitzen im Stuhl
Nachbereitung	Rückkehr zum Bett. Unterstützung bei der Positionierung geben. Nach dem Befinden des Patienten fragen. Blutdruckkontrolle und Pulskontrolle. Drainagen, Katheter und Infusionen kontrollieren und sicher positionieren. Die Patientenklingel bereitstellen.
Dokumentation	Umfang und Dauer der Frühmobilisation Vitalwerte und Beobachtungen Befinden des Patienten

4.4 Bewegungsübungen

Bewegungsübungen werden im pflegerischen Alltag vielseitig eingesetzt.
Sie fördern die Mobilität.
Sie verbessern die Funktionsfähigkeit der Gelenke.
Es werden neue Bewegungsmuster gelernt.
Die Wahrnehmung wird gefördert.
Ungesunde Bewegungen werden weniger gemacht.
Bewegungsübungen werden unterteilt in aktive und passive Bewegungsübungen.
Aktive Bewegungsübungen führt der Patient nach Anleitung teilweise oder völlig selbstständig durch.
Passive Bewegungsübungen werden von einer anderen Person gemacht.
Zum Beispiel der Pflegefachperson. Sie werden gemacht, wenn der Patienten selbständig keine Übungen durchführen kann. Zum Beispiel bei neurologischen Erkrankungen.

Praxistipp

Bei Kindern können Bewegungsübungen spielerisch eingesetzt werden.
Zum Beispiel durch Ballspielen im Bett oder einen Spaziergang zur Cafeteria.

Bewegungsübungen im Alter

Im Alter sind regelmäßige aktive Bewegungsübungen sehr wichtig.
Bewegungsübungen dienen der Erhaltung und dem Aufbau der Muskelkraft.
Die gestärkte Muskulatur hilft, dass Stürze vermieden werden können.
Die Erhaltung der Knochenmasse durch Bewegungsübungen verringert die traumatischen Folgen bei einem Sturz.
Bei der regelmäßigen Durchführung von Kraftübungen muss die Belastbarkeit des Herz- und Kreislaufsystems des alten Menschen berücksichtigt werden.

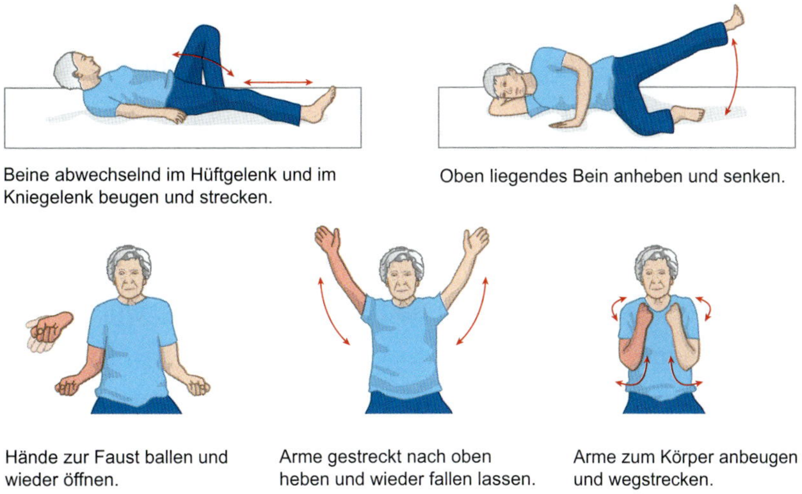

Abb. 4.27 Aktive Bewegungsübungen [L138]

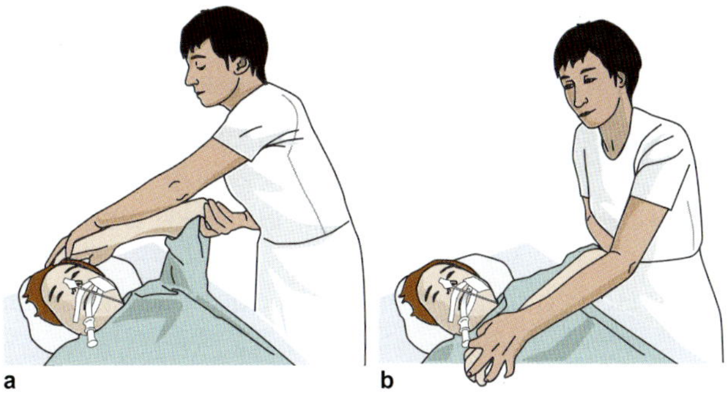

Abb. 4.28 Passive Bewegungsübungen.
a) Die Pflegefachperson bewegt den Arm zum Kopf des Patienten hin.
b) die Pflegefachperson bewegt den Arm des Patienten vom Körper weg.
[L157]

4.5 Expertenstandard „Erhaltung und Förderung der Mobilität in der Pflege“

2014 wurde ein Expertenstandard zur **Mobilität** entworfen.
Das **zentrale Ziel** ist die Mobilitätserhaltung und die Mobilitätsverbesserung.

Folgende Prozesse sind Inhalte des Expertenstandards:

- **Einschätzung** der Mobilität und *Ressourcen* des Pflegebedürftigen
- **Zielfestlegung** und **Maßnahmenplanung**
- **Durchführung** und **Evaluation** der Maßnahmen

Begriffserklärung

Ressourcen: Fähigkeiten und Hilfsmittel. Sie können vom Patienten selbst kommen. Oder von außen. Zum Beispiel Angehörige.
Evaluation: Bewertung der Wirksamkeit der Maßnahmen.

Die pflegerischen Gespräche zur Information und Beratung sind sehr wichtig. Durch diese Gespräche erfolgt die Einschätzung der Mobilität. Und es wird das Mobilitätsziel festgelegt.
Die Gespräche finden statt mit dem pflegebedürftigen Menschen und seinen Angehörigen.

4.6 Kontrakturenprophylaxe

In Kapitel 2.4.1 haben Sie bereits gelernt, wie **Kontrakturen** entstehen.
Es ist normal, dass im Alter die **Gelenkbeweglichkeit** abnimmt.
Kontrakturen können über drei Größen bestimmt werden:

1. Der Bewegungsumfang der Gelenke wird mit einem *Goniometer* gemessen.
2. Der Bewegungsumfang wird durch passives Bewegen der Gelenke erfasst.
3. Ausschluss von Einschränkungen durch Verletzungen oder Entzündungen. Ausschluss eines erhöhten **Muskeltonus**. Zum Beispiel einer **Spastik**.

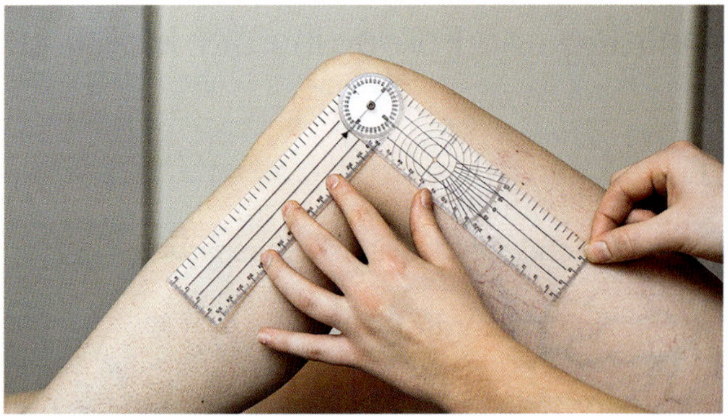

Abb. 4.29 Goniometer [K115]

Welche Ursachen haben Kontrakturen?

Es gibt verschiedene Ursachen für Kontrakturen.
Es gibt **dermatogene Kontrakturen.**
Durch tiefe **Hautverletzungen** oder Verbrennungen oberhalb von Gelenken wird der Bewegungsumfang des Gelenks eingeschränkt.

Es gibt **tendomyogene Kontrakturen.**
Sie entstehen durch geschrumpfte oder **verkürzte** Sehnen, Bänder, Muskeln und Faszien. Zum Beispiel durch Ruhigstellung mit Gipsverbänden. Oder durch eine Schonhaltung bei Schmerzen.
Es gibt **arthrogene Kontrakturen.**
Durch **zerstörte Gelenkflächen** werden die Bewegungsmöglichkeiten eingeschränkt. Zum Beispiel durch: Entzündungen, Tumoren oder Verletzungen des Gelenkknorpels. Oder eine Entzündung der knöchernen Anteile des Gelenks bei rheumatischen Erkrankungen, Arthritis (Gelenkentzündung) und Arthrose (Gelenkabnutzung).
Es gibt **neurogene Kontrakturen.**
Sie entstehen durch **Schädigungen** des **zentralen Nervensystems.** Zum Beispiel bei Schlaganfall oder Parkinson-Syndrom.
Oder sie entstehen durch Schädigungen des **peripheren Nervensystems.**
Zum Beispiel durch Schädigungen der peripheren Nerven oder beim Karpaltunnelsyndrom.

Welche Kontrakturen kommen häufig vor?

Häufige Kontrakturen bei **immobilen** Patienten und Bewohnern:

- **Beugekontrakturen** in Hüftgelenken und Kniegelenken
- Beugekontrakturen zur Fußsohle in den oberen Sprunggelenken (Spitzfuß)
- **Adduktionskontrakturen** in den Schultergelenken

Beugekontraktur bedeutet, dass eine vollständige Streckung nicht möglich ist.
Adduktionskontraktur bedeutet, dass die Extremität nicht mehr vom Körper weggeführt werden kann.

Welche pflegerischen Maßnahmen fördern Kontrakturen?

Es gibt pflegerische Maßnahmen, die Kontrakturen begünstigen können. Eine **regelmäßige Umpositionierung** ist daher wichtig.

Beugekontrakturen in den **Hüftgelenken** werden oft begünstigt durch:

- Dauerunterlagerung des Kniegelenks
- Positionierung mit weicher Matratze, auf der das Gesäß einsinkt
- Positionierung mit aufgestelltem Kopfteil (Oberkörperhochpositionierung)

- Hochlagern der Beine und Freilagern der Fersen
- Schienenlagerung (Braun-Schiene)

Beugekontrakuren in den **Kniegelenken** werden oft begünstigt durch:

- Unterlagerung des Kniegelenks
- Lagerung mit Knierolle
- Schienenlagerung

Beugekontrakturen in den **oberen Sprunggelenken** (Spitzfuß) werden oft begünstigt durch:

- normale Bewegung des Sprunggelenks im Liegen Richtung Fußsohle
- Strecken der Füße
- im Sitzen: wenn die Füße keinen ganzflächigen Bodenkontakt haben

Adduktionskontrakturen in den **Schultergelenken** werden oft begünstigt durch:

- Gilchristverband (Verband zur kurzfristigen Ruhigstellung des Schultergelenks nach Verletzungen)

Welche Risikofaktoren für die Entstehung von Kontrakturen gibt es?

Pflegefachpersonen beachten **individuelle Erkrankungen** des Patienten, die Kontrakturen fördern. Zum Beispiel: Parkinson, Schlaganfall, Lähmungen. Und psychische Erkrankungen wie Demenz oder Depression. Aber auch bestehende Kontrakturen sind ein Risikofaktor für weitere Kontrakturen.
Pflegefachpersonen bedenken pflegerische Therapiemaßnahmen, die eine **Mobilitätseinschränkung** oder eine Immobilisierung einzelner Gelenke verursachen. Zum Beispiel Medikamente wie Schmerzmittel oder Psychopharmaka. Aber auch ruhigstellende Verbände.
Weitere Faktoren, die das Kontrakturrisiko erhöhen: ein **hohes Lebensalter** und funktionelle Beeinträchtigungen. Zum Beispiel: Kraftverlust, Gangunsicherheit oder kognitive Einschränkungen.

Welche Maßnahmen vermindern das Risiko für Kontrakturen?

Kontrakturenprophylaxe

Jeder Patient ist anders. Und jede Situation ist anders. Das ist bei jeder Prophylaxe zu beachten.

Bei der **Kontrakturenprophylaxe** liegt der Schwerpunkt bei der Mobilitätsförderung.
Damit ist die allgemeine **Mobilitätsförderung** gemeint. Und auch die Mobilisierung **einzelner Gelenke.**
Die Voraussetzung für eine erfolgreiche Mobilität ist eine **ausreichende Schmerztherapie.** Pflegefachpersonen geben dem Arzt Rückmeldungen über vorhandene Schmerzen. Pflegefachpersonen beobachten Nebenwirkungen von Schmerzmitteln, die die Mobilität des Patienten einschränken können.

Aktivierende Maßnahmen
Aktivierende Maßnahmen sollen die Eigenständigkeit und die Eigenaktivität des Patienten fördern.

Zu den aktivierenden Maßnahmen gehören:

- Ausstattungen und Hilfsmittel, die Bewegung unterstützen
- Unterstützung, die Ressourcen des Patienten miteinbeziehen
- Durchführung regelmäßiger Bewegungsübungen und Mobilisationen

Eigenbewegungen fallen dem Patienten **leichter,** wenn die Unterlage **fest** ist.
Durch die Verwendung von **Positionierungskissen** wird eine bestimmte Positionierung gefestigt.
Aber dadurch können Spontanbewegungen des Patienten eingeschränkt werden.
Es muss deshalb gut überlegt werden, ob eine Weichpositionierung zur Dekubitusprophylaxe durchgeführt wird. Und ob Positionierungshilfsmittel verwendet werden.
Die Pflegefachperson leitet den Patienten beim Aufstehen an. Sie macht ihn auf die bewusste Ausführung des aufrechten Stands aufmerksam.
Wenn der Patient sich aufrichtet, verlagert er sein Gewicht auf die unteren Extremitäten. Dadurch erfolgt eine Streckung der Gelenke. Und die Muskulatur wird gedehnt. Das kann unterstützt werden durch Übungen, bei denen es um Dehnen und Strecken geht.

Passive Maßnahmen
Passive Maßnahmen sind pflegerische Aufgaben wie **Positionierung** und passive Bewegungsübungen. Sie werden durchgeführt, wenn der Patient nicht mehr selbst aktiv werden kann. Zum Beispiel bei **immobilen** Patienten.

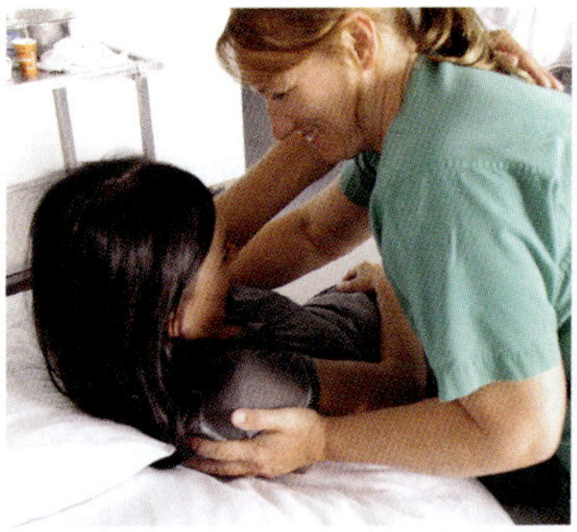

a) Oberkörper in ein aus Kissen geformtes A legen. Ein weiteres kleineres Kissen liegt unter dem Kopf.

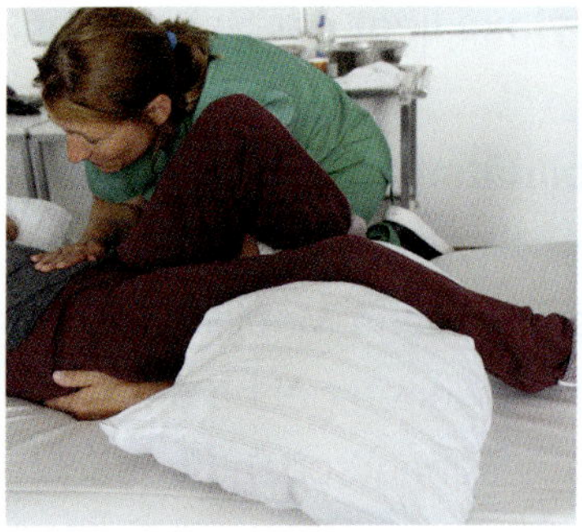

b) Bei ungleicher Hüftstellung die Beckenposition korrigieren.

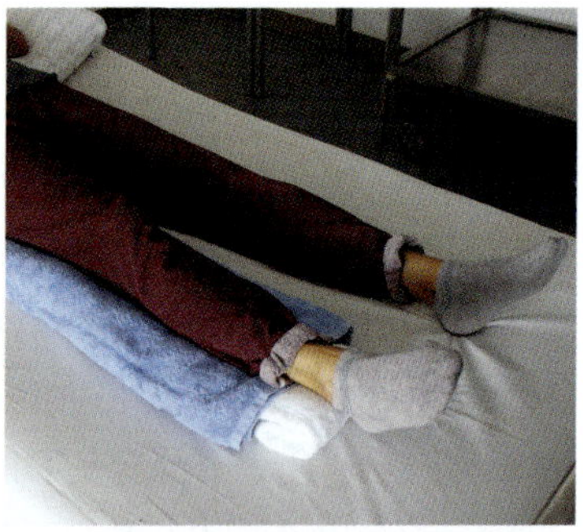

c) Auswärtsdrehung des mehr betroffenen Beins durch ein Handtuch unter dem Rollhügel verhindern. Hohlräume unter dem Bein ausstopfen. Ferse freilagern.

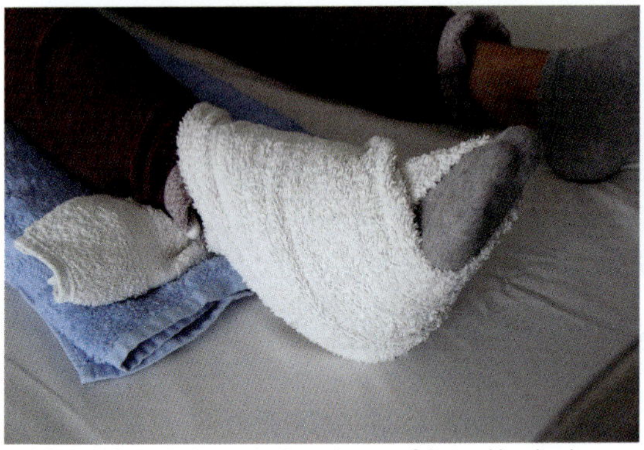

d) Spitzfußprophylaxe mit einem längsgefalteten Handtuch.

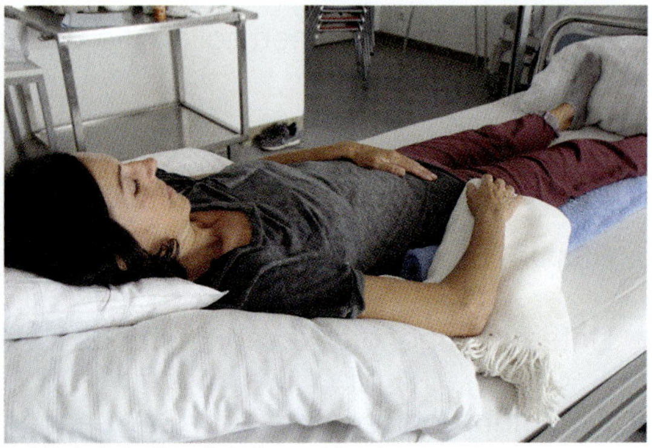

e) Mehr betroffene Schulter und Arm lagern.

Abb. 4.30 Passive Positionierung [L271]

4.7 Sturzprophylaxe

Begriffserklärung

Ein **Sturz** ist ein Ereignis, bei dem der Betroffene ungewollt auf dem Boden aufkommt.

Stürze können für Patienten sehr schwere Folgen haben. Deshalb ist eine sichere Sturzprophylaxe wichtig.

Stürze kommen in **jedem Lebensalter** vor. Jedes Alter und jede Lebenssituation hat seine eigenen Sturzgefahren und Folgen.

Sturzgefahr bei Säuglingen

Säuglinge stürzen am häufigsten vom **Wickeltisch.**

Die Gefahr zu stürzen, steigt mit **zunehmender Mobilität.** Das heißt: Je beweglicher das Kind wird, desto größer ist die Gefahr für Stürze.

Die **Sturzfolgen** sind meist **Kopfverletzungen.** Wenn das Kind schon größer und schwerer ist, dann fällt es eher auf den Kopf. Wenn das Kind schon Kopfkontrolle hat, dann kann es den Kopf beim Sturz anheben. Dann sinkt das Verletzungsrisiko.

Tab. 4.5 Folgen von Stürzen

Lebensalter	Stürze	Folgen
Säuglinge, Kleinkinder	Stürze von: Wickeltisch, Möbeln, Treppen	Kopfverletzungen
Kinder und Jugendliche	beim Lernen von neuen Fähigkeiten beim Sport	Grünholzfrakturen (unvollständiger Knochenbruch), Bruch des Handgelenks (Radiusfraktur)
Erwachsene	im Beruf oder beim Sport	distale Radiusfrakturen (handgelenksnaher Bruch der Speiche)
Alte Menschen	Stürze bei alltäglichen Dingen	Bruch des Oberarmknochens (Humerusfraktur) und Bruch des Oberschenkelhals (Femurfaktur)

Pflegefachpersonen beraten die Eltern. Sie leiten die Eltern an zum sichereren Umgang mit dem Kind. Pflegefachpersonen versorgen Kinder professionell. Sie beachten dabei die Sicherheit der Kinder. Ein Kind auf einem Wickeltisch muss immer beaufsichtigt werden!

Sturzgefahr beim Erwachsenen

Sturzereignisse im **Erwachsenenalter** erfolgen häufig durch **Freizeitaktivitäten.**
Zum Beispiel beim Skifahren.
Oder die Stürze sind **beruflich** bedingt. Zum Beispiel beim Handwerk oder Bau. Dort sind die Stürze oft sehr **schwerwiegend.**
Auch bei Pflegefachpersonen können Stürze vorkommen. Zum Beispiel durch rutschigen Boden oder falsche Schuhe.

Sturzprophylaxe für Mitarbeiter:

- Auswahl der Schuhe beachten
- Benutzung von Leitern und Tritthockern
- sicheres Tragen von Lasten
- Ordnung und Umsicht am Arbeitsplatz
- Teilnahme an Schulungen zur Arbeitssicherheit

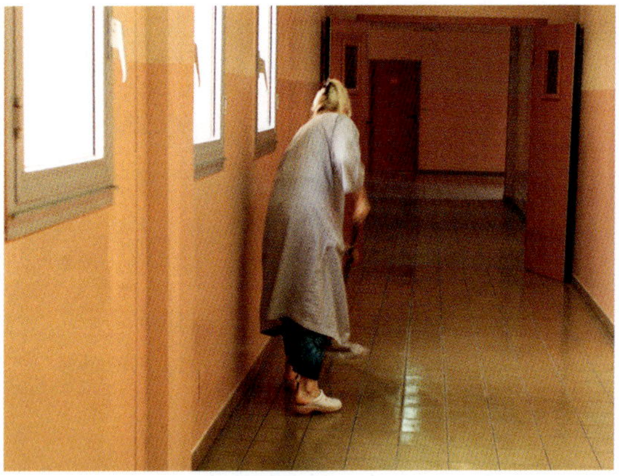

Abb. 4.31 Feuchte Fußböden können sowohl bei Patienten als auch bei Mitarbeitern zu Stürzen führen. [J787]

Sturzgefahr im Alter

Im **Alter** verändert sich das **Stürzen.** Die motorischen Fähigkeiten verändern sich. Dadurch stürzen alte Menschen schneller. Durch **Osteoporose** oder andere Erkrankungen kommt es schneller zu Brüchen.

Praxistipp

Patienten mit **Parkinson stürzen** sehr **schnell.**
Patienten mit Parkinson haben viele motorische Symptome. Zum Beispiel: **Bradykinese**, **Hypokinese** oder **Akinese**, **Rigor** und Ruhetremor.
Weitere wichtige Veränderungen sind die nach vorne geneigte Körperhaltung und die stark verkürzte Schrittlänge („Trippelschritte").
Und die Störungen in den Startfunktionen und Stoppfunktionen einer Bewegung. Daraus ergibt sich eine hohe Unsicherheit und Instabilität beim Gehen. Dadurch entsteht eine **hohe Sturzgefährdung.**

Expertenstandard „Sturzprophylaxe in der Pflege"

Wie bei der **Mobilität** gibt es auch einen **Expertenstandard Sturzprophylaxe.** Er beschäftigt sich mit der Sturzgefahr von älteren Patienten und Bewohnern. Denn die Sturzgefahr in dieser Gruppe ist sehr hoch. Und Folgen von Stürzen können besonders schwerwiegend sein.

Die **zentralen Ziele** des Expertenstandards sind:

- Jeder Patient oder Bewohner mit einem erhöhten **Sturzrisiko** erhält eine **Sturzprophylaxe.**
- Stürze werden verhindert.
- Sturzfolgen werden minimiert.

Stürze stellen für ältere und kranke Menschen ein hohes Risiko dar. Folgen sind oft schwerwiegende Einschnitte in die bisherige Lebensführung. Zum Beispiel Wunden und Frakturen. Oder Einschränkung des Bewegungsradius durch verlorenes Vertrauen in die eigene Mobilität. Im schlimmsten Fall kommt es zur Aufgabe der selbstständigen Lebensführung.
Die Qualität des Expertenstandards wird durch Auswerten von Studien zum Thema Stürzen ständig verbessert. Aus den Ergebnissen werden Empfehlungen von Maßnahmen an Kliniken und Einrichtungen gegeben.

Wie erfasst man das Sturzrisiko?

Das Sturzrisiko wird von Pflegefachpersonen eingeschätzt. Dabei wird die individuelle Anamnese und Situation des Patienten beachtet, besonders die **Einschätzung** von Risikofaktoren. Die Risikofaktoren erhöhen die Gefahr für einen Sturz.

Tab. 4.6 Erfassung des Sturzrisikos

Einteilung	Risikofaktoren
Person	Beeinträchtigung funktionaler Fähigkeiten. Zum Beispiel: Probleme, die Körperpflege selbstständig durchzuführen. Beeinträchtigung der **Sensorik** und der **Motorik** Sehstörungen Störungen der Sensibilität Gangstörungen und Gleichgewichtsstörungen kognitive Beeinträchtigungen Depression Inkontinenz Erkrankungen mit den folgenden Symptomen: Schwindel, Synkopen, Bewusstseinsverlust oder Schwäche Sturzangst vorherige Stürze
Medikament	Einnahme mehrerer Medikamente Einnahme von Psychopharmaka, Sedativa (Beruhigungsmittel), Analgetika blutdrucksenkende Medikamente
Umgebung	freiheitsentziehende Maßnahmen Hindernisse und Stolperfallen geringe Beleuchtung fehlende Haltegriffe kurzfristige Veränderungen der Umgebung, zum Beispiel neues Zimmer ungeeignete Schuhe

Welche Maßnahmen wendet man zum Vermeiden von Stürzen an?

Ziel der Pflege ist es: Stürze zu verringern und die Folgen von Stürzen zu vermeiden.
Stürze können nicht immer vermieden werden.

Tab. 4.7 Maßnahmen zur Verringerung von Stürzen

Risikofaktor	Maßnahme	Wer ist dabei?
Beeinträchtigung der Sensorik Sehstörungen Störungen der Sensibilität	angepasste, saubere Brille Zugang zur Brille bei Patienten mit Sensibilitätsstörungen an den Füßen keine weichen und dicken Schuhsohlen	Pflegefachpersonen Augenarzt Diabetologe
Gangstörungen und Störungen der Balance (Fähigkeit, das Gleichgewicht zu halten)	aktive Förderung der Mobilität gezieltes Training von Muskelkraft, Koordination und Gleichgewicht	Pflegefachpersonen Physiotherapeut
Inkontinenz	sicherer, gut erkennbarer und erreichbarer Weg zur Toilette Einsatz des Toilettenstuhls abwägen: Denn der Stuhl steht nicht sehr fest. Fußstützen können Stolperfallen sein.	Pflegefachpersonen
Sturzangst und Sturzanamnese	wertschätzende Gesprächsführung	Pflegefachpersonen
Behandlung mit mehreren Medikamenten	Abwägen der Medikation Information und Absprache mit allen behandelnden Ärzten	behandelnder Arzt Pflegefachpersonen
freiheitsentziehende Maßnahmen	körpernahe Maßnahmen vermeiden, zum Beispiel Bettgitter Abwägen der Verordnung intensive pflegerische Betreuung	behandelnder Arzt Pflegefachpersonen Stationsleitung

Tab. 4.7 Maßnahmen zur Verringerung von Stürzen (Fortsetzung)

Risikofaktor	Maßnahme	Wer ist dabei?
Hindernisse und Stolperfallen	Wege freihalten auf Hindernisse achten: Kabel, Stufen, Bodenunebenheiten Beratung und Information der Patienten und ihrer Angehörigen für den häuslichen Bereich	Pflegefachpersonen Stationsleitung Arbeitssicherheit
wenig Beleuchtung, fehlende Haltegriffe	Ausstattung der Einrichtung Beratung und Information der Patienten und ihrer Angehörigen für den häuslichen Bereich	Stationsleitung Arbeitssicherheit Pflegefachpersonen
kurzfristige Veränderung der Umgebung	Den Patienten informieren und Anpassung der Umgebung an seine Bedürfnisse	Pflegefachpersonen

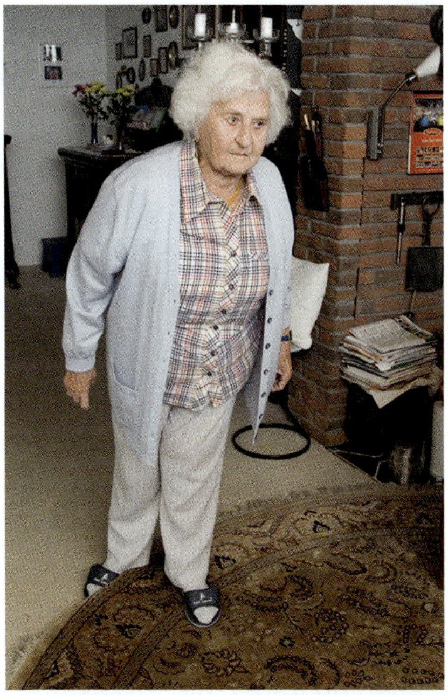

Abb. 4.32 Eine Teppichkante kann zum Sturz führen.
[K115]

Es ist wichtig, die Folgen des Sturzes so gering wie möglich zu halten. Das nennt man *protektive Maßnahmen.*

Welche protektiven Maßnahmen gibt es?

- Verringerung der Sturzhöhe. Zum Beispiel durch Niedrigbetten.
- Sofortige Reaktion auf einen Sturz. Und damit Verringerung der Verletzungsfolgen.
- Alarmsysteme. Zum Beispiel Sensormatten, Hausnotruf.
- Protektoren zum Schutz vor besonderen Verletzungen. Zum Beispiel Sturzhelme, Hüftprotektoren.
- Frakturprophylaxe durch: Zufuhr von Vitamin D und **Kalzium** sowie regelmäßige Aufenthalte im Freien.

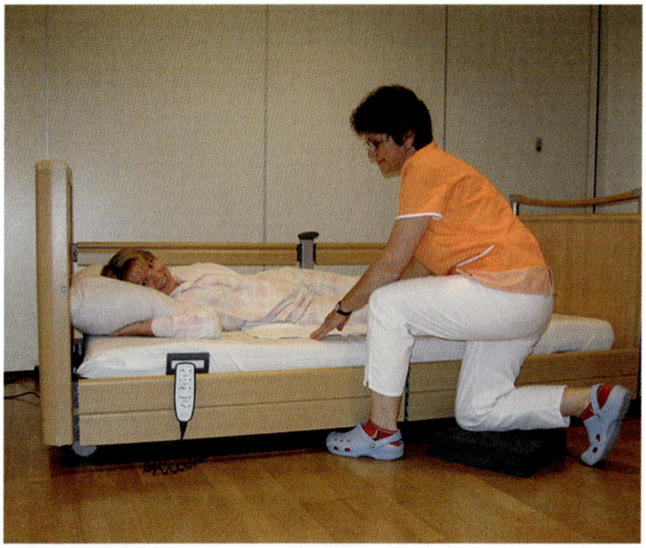

Abb. 4.33 Niedrigbetten können die Folgen von Stürzen verringern. [O166]

Anwendung von Hüftprotektoren

Zum Vorbeugen von hüftnahen Femurfrakturen können **Hüftprotektoren** eingesetzt werden.
Hüftprotektoren bestehen aus Schaumstoffpolstern an der Seite. Oft sind sie in eine Unterhose eingearbeitet. Die Polster federn bei einem seitlichen Sturz den Aufprall auf den **Trochanter major** ab. Dadurch sinkt das Frakturrisiko des Hüftgelenks.
Damit der Schutz wirkt, sollten die Patienten die Protektoren dauerhaft tragen. Viele Patienten tragen die Protektoren ungern. Sie haben Probleme beim Tragen. Oder sie finden das Aussehen störend und schämen sich.

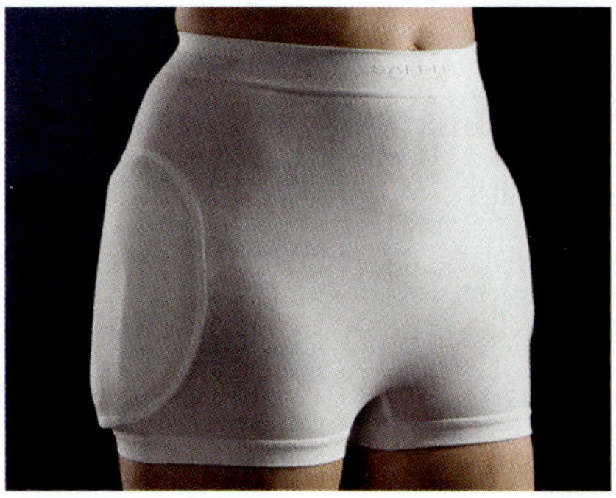

Abb. 4.34 Hüftprotektoren [U118]

Sturzdokumentation

Eine planmäßige **Sturzerfassung und Sturzanalyse** ist wichtig. Sie ist die Grundlage für eine Risikoeinschätzung und Sturzprophylaxe des Patienten. Die wichtigen Fragen **nach** einem Sturz sind:

- Wie waren die Umstände des Sturzes?
- Datum, Zeit, Ort
- Bei welcher Aktivität ist der Patient gestürzt?
- Welche Sturzfolgen hat der Patient?
- Welche Ursachen haben zum Sturz geführt?
- Wie hoch ist das aktuelle Sturzrisiko des Patienten nach dem Sturz?
- Was kann getan werden, um einen weiteren Sturz zu vermeiden?

Sturzprotokolle helfen den Pflegefachpersonen, das Sturzereignis so genau wie möglich zu erfassen. Sturzfolgen werden dokumentiert.

4.8 Dekubitusprophylaxe

Begriffserklärung

Dekubitus
Ein Dekubitus ist eine örtlich begrenzte Schädigung der Haut, teilweise mit Beteiligung des darunter liegenden Gewebes.

Es ist eine wichtige Aufgabe für Pflegefachpersonen, die **Entstehung** eines Dekubitus zu **vermeiden.** Ein Dekubitus ist keine eigenständige Erkrankung. Ein Dekubitus entsteht als Folge von zu wenig Bewegung.

Welche Ursachen hat ein Dekubitus?

Die Hauptursache ist die **Immobilität** des Patienten.
Ein Dekubitus entsteht durch **Druck** oder **Scherkräfte.** Scherkräfte: Kräfte wirken parallel zum Körpergewebe und können Gewebeverönderungen auslösen.
Außerdem entscheidet die **Dauer** und die **Stärke** des Drucks, ob ein Dekubitus entsteht. Auch die **Empfindlichkeit** des Gewebes des Patienten spielt dabei eine Rolle.
Für die Entstehung des Dekubitus gibt es Risikofaktoren. Sie werden in *intrinsische* (innere) und *extrinsische* (äußere) Risikofaktoren unterschieden.

Intrinsische Risikofaktoren:

- verringerte Mobilität
- hohes Lebensalter
- Flüssigkeitsmangel
- Körpergewicht
- *Inkontinenz*
- Stoffwechselerkrankungen, zum Beispiel Diabetes mellitus
- neurologische Erkrankungen
- Bewusstseinsstörung
- Infektionen
- Sensibilitätsstörungen
- Fieber

Extrinsische Risikofaktoren:

- Medikamente
- Hautfeuchtigkeit (*Intertrigo*)
- Körperhygiene
- Drainagen

Wo tritt ein Dekubitus häufig auf?

Die Dekubitusgefahr ist an Körperstellen mit knöchernen Vorsprüngen erhöht.

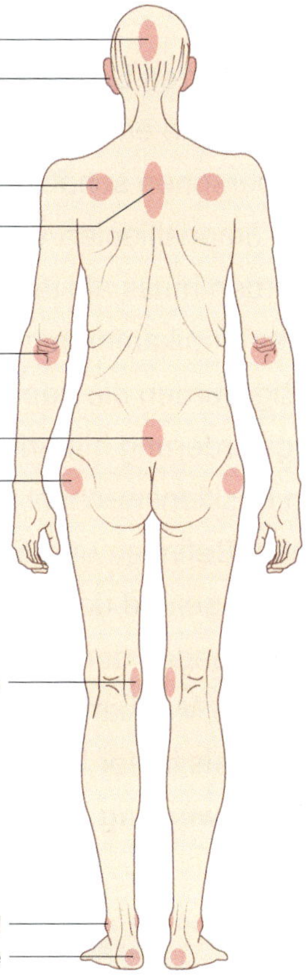

Abb. 4.35 Körperstellen mit hoher Gefahr für einen Dekubitus [L234]

Welche Maßnahmen senken das Risiko für einen Dekubitus?

Die wirksamste Maßnahme zur Dekubitusprophylaxe ist die **Druckentlastung.** Die **Druckentlastung** erreicht man **durch Förderung der Bewegung.** Durch regelmäßige körperliche Bewegung oder Freilagerung gefährdeter Körperstellen kann man das Risiko für einen Dekubitus senken.

Folgende Fragen stellen Pflegefachpersonen:

- Welche Bewegungsmöglichkeiten bestehen?
- Kann der Patient sich im Bett drehen?
- Kann der Patient sitzen oder gehen? Allein oder mit Hilfe?
- Benutzt der Patient Hilfsmittel? Sind diese vorhanden?
- Hat der Patient Schmerzen?

- Werden sedierende Medikamente verabreicht?
- Hat der Patient Angst, sich zu bewegen?
- Was wünscht sich der Patient?

Es wird kein starres Schema für die Zeiträume von Bewegung und Positionswechseln empfohlen.
Pflegefachpersonen schätzen die Gefährdungslage ein und bestimmen, wie häufig der Patient umpositioniert werden soll. Es ist nicht richtig, dass nachts weniger bewegt werden muss als tagsüber. Nachts ist die Gefährdungslage oft aufgrund sedierender Medikamente höher.
Regelmäßig werden die geplanten Maßnahmen und Zeitabstände zur Bewegungsförderung hinterfragt.
Bei jedem Positionswechsel wird der Hautzustand überprüft. Und der Patient wird nach seinem Befinden und Schmerzen gefragt.
Die Körperpflege und das Essen bieten gute Möglichkeiten, um Positionierungen und Lageveränderungen durchzuführen.
Sitzen ist keine Maßnahme zur Dekubitusprophylaxe. Im Sitzen ist der Druck auf das Gesäß höher als in der liegenden Position.
Wichtig ist: **Bewegung kommt vor Positionierung.**

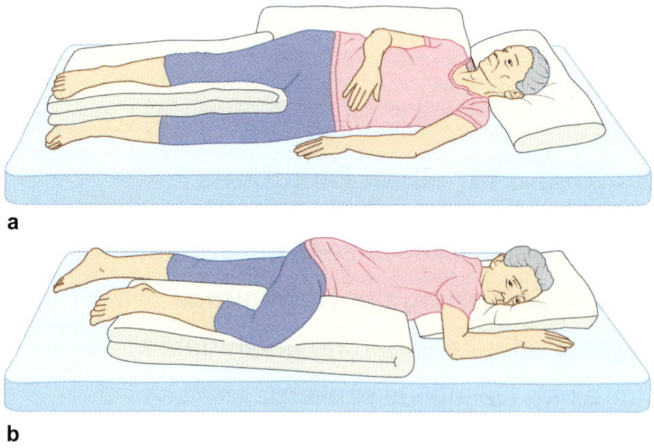

Abb. 4.36 Positionierungen zur Druckentlastung: a) 30 Grad-Positionierung, b) 135 Grad-Positionierung [L234]

Bei Positionierungen ist zu beachten:

- Große Gelenke wie Hüftgelenk oder Sprunggelenk physiologisch lagern.
- Bewegungen ohne Reibungen und Scherkräfte durchführen durch Anheben der Gliedmaßen beim Lagern.
- Das Prinzip von Kinaesthetics anwenden.

Mikrobewegungen und Makrobewegungen

Mikrobewegungen sind kleinste Positionsveränderungen. Sie werden von gesunden Menschen sehr oft vorgenommen. Sie sollten auch bei dekubitusgefährdeten Patienten von Pflegefachpersonen häufiger durchgeführt werden als große Bewegungen. Die großen Bewegungen nennt man **Makrobewegungen**.

Wie erreicht man **Mikrobewegungen?**
Pflegefachpersonen fordern den Patienten auf, sein Gewicht von einer Seite auf die andere Seite zu verlagern. Oder man legt im Sitzen ein Handtuch unter eine Gesäßhälfte.
Durch **Druckverteilung** wird Belastung reduziert. Dafür können druckverteilende **Hilfsmittel** eingesetzt werden.
Prophylaktische Maßnahmen in der Pflege können nur in Zusammenarbeit mit dem Patienten und weiteren Beteiligten erfolgreich sein.
Ein grundlegender Bestandteil zur Vermeidung eines Dekubitus ist die Anleitung und Beratung von Patienten und deren Angehörigen.

Folgende Faktoren werden bei der Beratung angesprochen:

- Förderung der Eigenbewegung
- Durchführung der Hautinspektion
- Maßnahmen zur Druckentlastung
- Einsatz von Hilfsmitteln, die den Druck verteilen

Welche Hilfsmittel zum Positionieren gibt es?

Hilfsmittel zur Dekubitusprophylaxe sind praktisch. Sie ersetzen aber nicht das regelmäßige Bewegen.

Folgende Hilfsmittel werden in der Praxis eingesetzt:

- **Antidekubitusmatraze:** Sie dient der Druckentlastung.
- **Wechseldruckmatraze:** Die Hautregionen werden abwechselnd entlastet.
- **Federkissen:** für die Weichpositionierung.
- **Positionierungskissen:** Es dient der Druckentlastung.
- **Schaumstoff**
- **Gelkissen**

Die Weichpositionierung hemmt die Wahrnehmung des Patienten. Dadurch bewegt sich der Patient weniger. Deshalb sind diese Hilfsmittel nicht für Patienten geeignet, die eigene Bewegungsressourcen haben. Denn die Förderung der eigenen Bewegung ist das Wichtigste.
Hilfsmittel müssen regelmäßig gereinigt und desinfiziert werden. Sie müssen bequem für den Patienten sein.

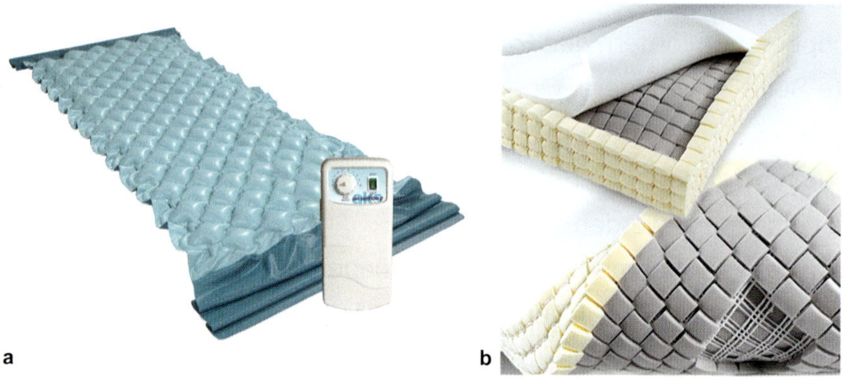

a b

Abb. 4.37 a) Wechseldruckmatratze, b) Antidekubitusmatratze [V642, V611]

Weitere Maßnahmen zur Dekubitusprophylaxe sind:

- Hautpflege
- Hautbeobachtung
- Ernährungsberatung (Übergewicht und Untergewicht fördern das Dekubitusrisiko)

4.9 Medikamente bei Erkrankungen des Bewegungsapparates

Erkrankungen des Bewegungsapparates sind vielfältig: Frakturen, entzündliche Erkrankungen und degenerative Erkrankungen.
Bei **Schmerzen** werden **Schmerzmittel** verabreicht. Das Fachwort für Schmerzmittel heißt: *Analgetika.*
Entzündliche Erkrankungen oder **degenerative** Erkrankungen werden oft mit Medikamenten behandelt.
Häufige Erkrankungen des Bewegungsapparates sind: die **rheumatoide Arthritis** und die **Arthrose.** Die rheumatoide Arthritis ist eine chronisch-entzündliche Erkrankung des Bindegewebes. Die Arthrose ist eine vorwiegend degenerative Erkrankung.

Nichtsteroidale Antirheumatika

Begriffserklärung

Nicht**s**teroidale **A**nti**r**heumatika wirken:

- schmerzlindernd
- entzündungshemmend
- fiebersenkend

In der Praxis werden sie als **NSAR** abgekürzt.

NSAR werden auch bei **Arthrose** eingesetzt. Oft liegt bei der Arthrose auch gleichzeitig eine Gelenkentzündung vor. Die NSAR hemmen dort die Gelenkentzündung.
Bei der rheumatoiden **Arthritis** lassen sie Schwellungen abklingen. Und sie lindern die Steifheit von Gelenken.
NSAR haben wie jedes Medikament auch Nebenwirkungen.
In der folgenden Tabelle werden verschiedene NSAR mit Nebenwirkungen aufgelistet.

Tab. 4.8 Übersicht NSAR

Substanz	Nebenwirkung
Nichtselektive NSAR Diclofenac, zum Beispiel Voltaren® Ibuprofen, zum Beispiel Nurofen®	Magenbeschwerden bis zu blutenden Geschwüren Schwindel, Müdigkeit Hautreaktionen Ödeme akute Verschlechterung der Nierenfunktion erhöhtes Herz-Kreislauf-Risiko Asthmaanfälle Analgetika-Nephropathie
Selektive COX-2-Hemmer (Coxibe) Celecoxib, zum Beispiel Celebrex Etoricoxib, zum Beispiel Arcoxia®	

Nichtsteroidale Antirheumatika werden bei Schmerzen und Entzündungen am Bewegungsapparat eingesetzt.
Zum Beispiel nach Verletzungen oder Operationen und bei Gicht, Arthrose oder rheumatischen Erkrankungen.

Bei rheumatischen Erkrankungen **wirken** nichtsteroidale Antirheumatika **schnell.** Sie halten das Fortschreiten der Erkrankung nicht auf, aber sie lindern die Symptome. Sie wirken also nur **rein symptomatisch.**
Nichtsteroidale Antirheumatika sollten nicht bei Kopfschmerzen verwendet werden. Außer niedrig dosiertes Ibuprofen.

Pflegerische Betreuung und Beratung

Pflegefachpersonen beobachten, ob beim Patienten Nebenwirkungen auftreten. Und sie befragen den Patienten nach Nebenwirkungen.

Praxistipp

Bei folgenden **Nebenwirkungen** hält die Pflegefachperson **Rücksprache** mit dem Arzt:

- Magenbeschwerden
- Erbrechen von Blut
- Blut im Stuhl
- Atemprobleme
- Hautausschläge
- Sehstörungen
- Schwindel
- Ohrensausen
- Kopfschmerzen

Nichtsteroidale Antirheumatika werden mit **viel Wasser** eingenommen. Und **nie** auf **nüchternen Magen.**
Um Gefahren zu reduzieren, sollen nichtsteroidale Antirheumatika in der **geringstmöglichen Dosierung** gegeben werden. Und **nicht länger** als unbedingt **notwendig.**
Außerdem sollen nie zwei verschiedene Präparate kombiniert werden.

Lang wirksame Antirheumatika

Begriffserklärung

Lang wirksame Antirheumatika:
Gruppe von Substanzen, die entzündlich-rheumatische Erkrankungen aufhalten können.

Lang wirksame Antirheumatika greifen in den rheumatischen Krankheitsprozess ein. Sie **verringern** dadurch **Gewebeschäden.**
Wichtige Nebenwirkungen sind: Magen-Darm-Beschwerden, Blutbildveränderungen, ZNS-Symptome wie Müdigkeit, Kopfschmerzen und erhöhtes Infektionsrisiko.
Viele Substanzen beeinflussen die Fruchtbarkeit bei Frauen und Männern. Und sie schädigen das ungeborene Kind.
Lang wirksame Antirheumatika sind **nicht geeignet** zur **kurzfristigen Entzündungshemmung** und Schmerzlinderung.
Sie müssen über Wochen bis Monate gegeben werden. Erst dann ist ihre Wirkung erkennbar. Ausnahme sind Biologika (biotechnologisch hergestellte Eiweißsubstanzen), die schneller wirken.
Beispiele für lang wirksame Antirheumatika sind Methotrexat oder Imurek.

5 Arthrose

Begriffserklärung

Arthrose: nicht-entzündliche, degenerative und irreversible Gelenkzerstörung. Sie wird verursacht durch ein **Missverhältnis** zwischen **Belastung** und **Belastbarkeit.**
degenerativ: Veränderungen von Gewebe durch Abnutzung
irreversible: unumkehrbar, nicht mehr rückgängig zu machen
Belastung: von außen einwirkende Faktoren
Belastbarkeit: Fähigkeit, Belastung auszuhalten

5.1 Welche Ursachen hat eine Arthrose?

Als Ursache der Arthrose wird ein Missverhältnis zwischen Belastbarkeit und Belastung eines Gelenks angesehen.
Man unterscheidet **primäre Arthrosen** ohne Ursache und **sekundäre Arthrosen** mit Ursache. *Sekundär* bedeutet nachträglich hinzukommend. Die eigentliche Ursache ist eine andere Erkrankung. Zum Beispiel eine Fehlstellung bereits verheilter Frakturen oder eine Hüftdysplasie. Die Gelenkbelastung wird durch die Fehlstellung erhöht.
Viele innere und äußere Risikofaktoren begünstigen eine Arthrose. Zum Beispiel:

- genetische Faktoren
- Geschlecht
- Hormone
- Medikamente
- einseitige Belastungen
- unbemerkte Mikrotraumata
- Übergewicht

5.2 Wie erkennt man eine Arthrose?

Leitsymptome sind langsam über Jahre zunehmender **Schmerz** und **Beweglichkeitseinschränkung.**

Leitsymptom Schmerz
Der Schmerz ist unabhängig von Belastung oder Bewegung. Der Schmerz ist am Tagesbeginn weniger und nimmt dann zu. Nachts bestehen meist keine Schmerzen. Der Krankheitsbeginn wird von den Patienten häufig als **Steifigkeit** beschrieben mit diffusen Gelenkschmerzen und Muskelschmerzen.
Die Arthroseschmerzen sind anfangs Belastungsschmerzen nach längerer oder besonders starker Belastung. Später bestehen zusätzlich **Anlaufschmerzen** nach längerer Ruhe. Im Verlauf entwickeln sich **Gelenkdeformierung** und Bewegungseinschränkung.

Arthrosen haben spezielle Bezeichnungen:

- Koxarthrose (Arthrose im Hüftgelenk)
- Gonarthrose (Arthrose im Kniegelenk)
- Omarthrose (Arthrose im Schultergelenk)
- Rhizarthrose (Arthrose im Daumensattelgelenk)
- Hallux rigidus (Arthrose im Großzehengrundgelenk)
- Spondylose (Arthrose der Wirbelkörper)

Eine Arthrose mit begleitender Gelenkhautentzündung (**Synovitis**) nennt man **aktivierte Arthrose.** Sie wird ausgelöst durch **Überbelastung.**

5.3 Welche Diagnostik macht man bei Verdacht auf Arthrose?

Anamnese und **körperliche Untersuchung** geben sichere Hinweise auf die Erkrankung.
Bei der häufigen Koxarthrose (Arthrose im Hüftgelenk) ist die Innenrotation eingeschränkt.
Bei der Gonarthrose (Arthrose im Kniegelenk) ist die Kniestreckung eingeschränkt.
Bei den verschiedenen degenerativen Wirbelsäulenveränderungen überwiegen Rückenschmerzen, Fehlhaltung und Bewegungseinschränkung.
Zur Bestätigung der Verdachtsdiagnose reicht meist eine **Röntgenuntersuchung.**

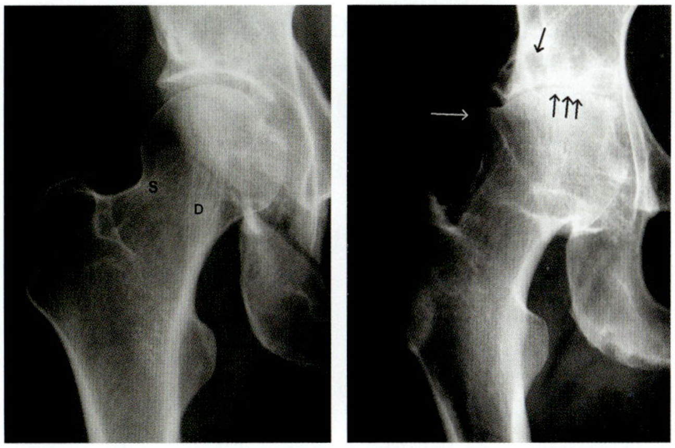

Abb. 5.1 Links: Röntgenbefund eines normalen Hüftgelenks; rechts: bei Koxarthrose [M614]

5.4 Wie behandelt man die Arthrose?

Allgemeinmaßnahmen

Bewegungsmangel und zu starke Belastung fördern eine Arthrose.
Deshalb gilt: **„Bewegung ohne starke Belastung“**.

- Übergewicht abbauen.
- Keine Sportarten mit stoßartigen Belastungen ausführen.
- Sport mit gleichmäßigen Bewegungen machen. Zum Beispiel: Fahrradfahren, Schwimmen, Walken.
- Schuhe mit dicken Sohlen tragen.
- Überlastung vermeiden.
- Körperliche Schonung nur bei aktivierter Arthrose und starken Schmerzen.

Physikalische Therapien

Physikalische Therapien verringern Muskelverspannungen. Die Gelenkbeweglichkeit wird verbessert. Kraft und Koordination werden gefördert. Und dadurch wird die Gelenkstabilität gefördert. So bessern sich die Beschwerden.

Folgende physikalische Therapien werden eingesetzt:

- Wärmebehandlung bei Arthrose
- Kältebehandlung bei aktivierter Arthrose
- Massagen
- Elektrotherapie, Ultraschalltherapie

- Streckbehandlung zur Gelenkentlastung
- Beweglichkeitsübungen
- Krafttraining zum Muskelaufbau

Medikamentöse Behandlung

- Schmerzmittel
- Antirheumatika (NSAR) bei aktivierten Arthrosen
- Intraartikuläre Injektionen von *Glukokortikoiden* in das Gelenk hinein

Injektionen von Hyaluronsäure in das Gelenk sollen die Schmiereigenschaften der Gelenkflüssigkeit (**Synovia**) verbessern. Und sie sollen die mechanischen Eigenschaften des Knorpels verbessern. Außerdem lindert Hyaluronsäure die Schmerzen.

Operative Therapien
Eine Operation kann die **Fehlstellung** des Gelenks verringern. Dadurch wird die **Gelenkbelastung** gesenkt. Das Fortschreiten der Arthrose kann dadurch gebremst werden. Eine Operation wird bei leichter Arthrose oder mäßigen sekundären Arthrosen gemacht.
Bei schwerer Arthrose kann ein **endoprothetischer Gelenkersatz** eingesetzt werden.

5.5 Welche pflegerischen Maßnahmen sind erforderlich?

Pflegefachpersonen unterstützen den Patienten bei der Körperpflege, wenn ihn starke Schmerzen einschränken. Gemeinsam planen sie den Tag. Dadurch können immer wieder Ruhepausen eingeplant werden.

Vorbeugung

Es gibt keine Maßnahmen, um eine Arthrose zu verhindern.
Aber bei Risokofaktoren kann ein Mensch **dagegenwirken.**
Zum Beispiel Übergewicht abbauen.
Und auf Sportarten mit hoher Belastung verzichten. Zum Beispiel: Skifahren, Fußball, Tennis.

Beratung

Tägliche **Bewegung** erhält die Muskulatur. Die Muskulatur kann dann die Gelenke besser stützen.

Das Gewicht wird besser reguliert.

Bewegung verbessert insgesamt das Lebensgefühl.

Überbelastung muss aber **vermieden** werden.

Beim Laufen sind **Gehstöcke** sinnvoll. Sie können die Kniegelenke oder Hüftgelenke entlasten.

Bei Schultergelenkarthrose sind Gehstöcke aber ungeeignet.

Sportvereine und Fitnessstudios bieten häufig Gymnastik für Arthrosepatienten an.

Der Kontakt und Austausch mit Gleichgesinnten kann ebenfalls zu einer positiven Lebenseinstellung beitragen.

6 Hüftgelenkdysplasie

Begriffserklärung

Hüftgelenkdysplasie: einseitige oder beidseitige, **angeborene** Reifungsstörung des Hüftgelenks. Die Hüftgelenkpfanne ist zu flach oder zu steil.

Die **Hüftgelenkdysplasie** gehört zu den **Fehlbildungen** und **Wachstumsstörungen** des Bewegungsapparates.
Sie kommt etwa bei 3 Prozent aller Neugeborenen vor. Damit ist die Hüftgelenkdysplasie die **häufigste angeborene** Skelettanomalie.
Mädchen sind häufiger betroffen als Jungen. Bei rechtzeitiger Behandlung ist die Prognose gut.

6.1 Welche Ursache hat eine Hüftgelenkdysplasie?

Die **Hüftgelenkdysplasie** ist eine *multifaktoriell* bedingte Störung der Hüftgelenkreifung.
Multifaktoriell bedeutet: durch **viele** Einflüsse verursacht.
Die zu flache und zu steile Hüftgelenkpfanne kann den Oberschenkelkopf (Hüftkopf) nicht richtig aufnehmen. Er rutscht aus der Gelenkpfanne heraus. Das geschieht oft erst nach der Geburt.

6.2 Wie erkennt man eine Hüftgelenkdysplasie?

Betroffene Säuglinge sind beschwerdefrei.
Erst beim Laufenlernen kommt es zu einem **auffälligen Gangbild.** Es treten hinkende oder „watschelnde“ Bewegungen auf.
Bei Vorsorgeuntersuchungen wird die Hüfte beim Neugeborenen von einem Kinderarzt untersucht. Es wird eine Sonografie durchgeführt.

Welche Komplikationen können auftreten?

Unbehandelt entwickelt sich schon früh eine **Hüftgelenkarthrose.** Sie entsteht durch die unphysiologische **Belastung.**

6.3 Wie behandelt man die Hüftgelenkdysplasie?

Bei früher Diagnose ist oft eine konservative Behandlung möglich:
Eine konsequente Hüftabduktion reicht aus. Zum Beispiel durch breites Wickeln. Oder durch eine **Spreizhose,** Spreizbandage, Spreizschiene oder Spreizschale.

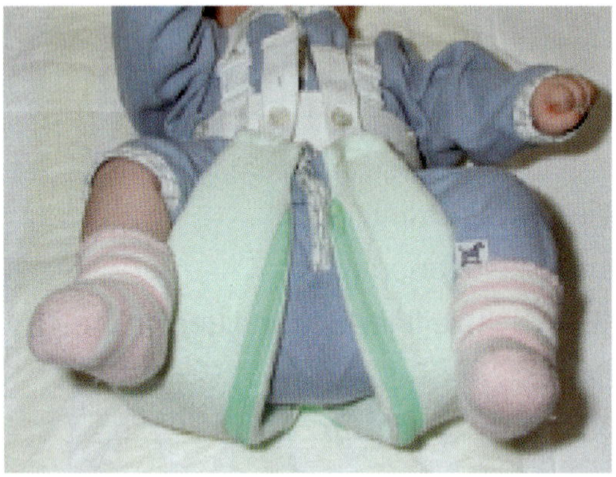

Abb. 6.1 Säugling mit Spreizbandage zur Behandlung der Hüftgelenkdysplasie [M614]

Beim Breit-Wickeln wird eine zweite Höschenwindel über die Kleidung gezogen. Das Hüftgelenk soll dauerhaft gespreizt sein. Die Kniegelenke sollen aber frei beweglich sein.
Spreizhosen und Spreizschienen werden immer über der Kleidung getragen.
Die Pflegefachperson vermeidet Folgendes: Faltenbildung durch die Kleidung, Druckstellen im Bereich der Oberschenkel oder im Bereich der Verschlussstellen.

6.4 Welche pflegerischen Maßnahmen sind erforderlich?

Das Kind wird häufig in **Rückenlage** gelagert. Dadurch wird die **Hüftreifung** unterstützt. Und die physiologische Haltung wird durch das Strampeln unterstützt.

Vorbeugung

Die Vorsorgeuntersuchungen für alle Kinder sehen eine **Hüftsonografie** vor.

Beratung

Pflegefachpersonen leiten die Eltern zum **Breit-Wickeln** oder zum Umgang mit der der **Spreizhose** an. Es ist wichtig, die Bedeutung einer **konsequenten Anwendung** deutlich zu machen. Die Spreizhilfe muss 24 Stunden am Tag getragen werden. Kinder haben normalerweise wenig Probleme mit der Spreizhaltung. Wichtig ist, dass die Hilfsmittel gut passen. Und dass sie korrekt angewendet werden.
Eltern sollen darauf achten, dass ein *reponiertes* Hüftgelenk beim Wickeln nicht erneut *luxiert.*

7 Osteoporose

Begriffserklärung

Osteoporose (Knochenschwund):
Knochenerkrankung mit verminderter Knochenmasse und verändertem Knochenbau. Als Folge werden die Knochen porös und brechen leicht.

Osteoporose ist eine *systemische* Erkrankung. Das bedeutet: Der **gesamte** Körper ist betroffen.
Vor allem **ältere Frauen** sind betroffen.
Durch häufige Frakturen wird die **Lebensqualität** vermindert. Oft ist die **Lebenserwartung** kürzer.

7.1 Welche Ursache hat eine Osteoporose?

Unterschieden werden zwei Formen der **Osteoporose.** Die primäre Osteoporose und die sekundäre Osteoporose.
Die **primäre Osteoporose** tritt am häufigsten auf. Sie wird unterschieden in **Typ 1** (postmenopausale Osteoporose) und **Typ 2** (senile Osteoporose).
Typ 1 tritt vor allem bei Frauen nach der Menopause auf. Der Hauptrisikofaktor ist **Östrogenmangel.**
Typ 2 tritt bei Männern und Frauen über 70 Jahren auf.
Die **sekundäre Osteoporose** entsteht durch eine bekannte Grunderkrankung.
Zum Beispiel:

- *Hyperthyreose*
- *Cushing-Syndrom*
- Magen-Darm-Erkrankungen mit verminderter Nährstoffaufnahme
- Nebenwirkung von Medikamenten
- Alkoholmissbrauch
- Rauchen

Risikofaktoren für Osteoporose

Unvermeidbare Risikofaktoren für Osteoporose sind:

- genetische Veranlagung
- höheres Lebensalter
- weibliches Geschlecht
- Östrogenmangel nach der Menopause

Vermeidbare Risikofaktoren sind:

- **Kalzium**-Mangel, Vitamin-D-Mangel
- Bewegungsmangel
- Unterernährung, niedriger BMI
- Alkoholmissbrauch, Rauchen

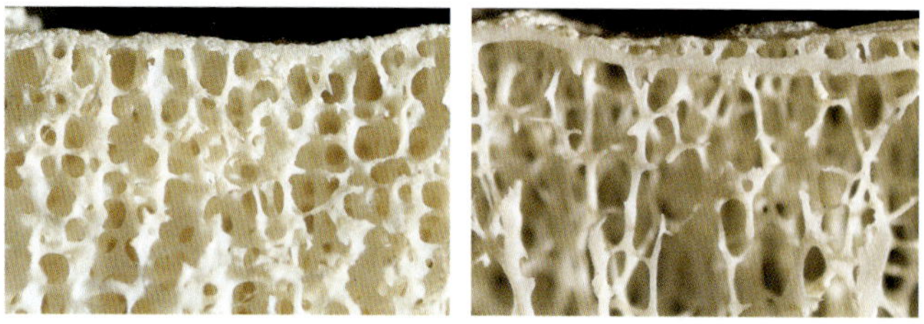

Abb. 7.1 Links: normaler Knochen; rechts: osteoporotischer Knochen [R285]

7.2 Wie erkennt man eine Osteoporose?

Typisch ist das **Tannenbaumphänomen:** Hautfalten, die schräg von der Wirbelsäule zu den Seiten ziehen.
Weitere Symptome sind: ein **Rundrücken,** Rückenschmerzen und eine **Verminderung der Körpergröße.**
Oft ist eine **Fraktur** das erste Zeichen für eine Osteoporose.
Frakturen treten schon bei geringen Verletzungen auf. Zum Beispiel: Schenkelhalsfrakturen oder Armfrakturen.
Manchmal brechen Wirbelkörper auch spontan.

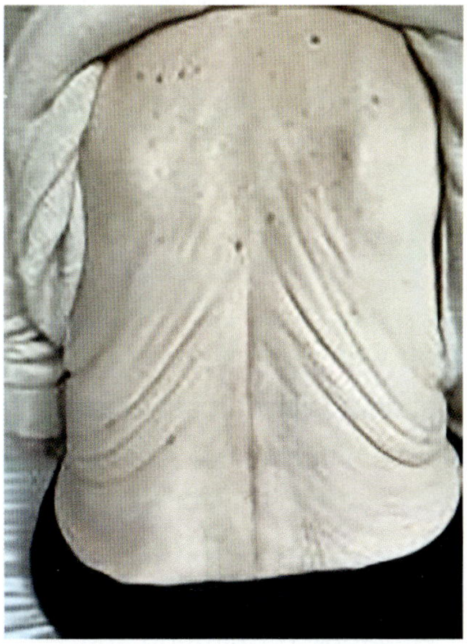

Abb. 7.2 Tannenbaumphänomen
[T1064]

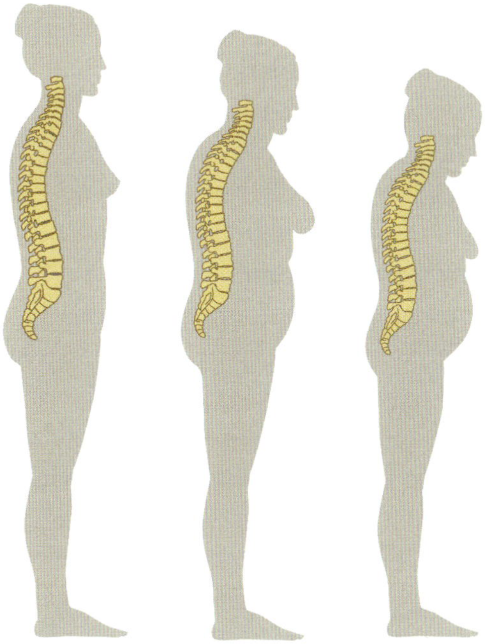

Abb. 7.3 Verminderung der Körpergröße und Bildung eines Rundrückens infolge von Osteoporose
[L255]

7.3 Welche Diagnostik macht man bei Verdacht auf Osteoporose?

- Röntgen
- Anamnese und körperliche Untersuchung

- Knochendichtemessung (*Osteodensitometrie*)
- Blutuntersuchungen, um andere Erkrankungen auszuschließen

7.4 Wie behandelt man eine Osteoporose?

Ziel: weniger Frakturen
Ziel der Osteoporosebehandlung ist das Vermeiden von Frakturen.
Deshalb umfasst die Behandlung immer auch die **Sturzprävention.**

Ernährungstherapie

- **Kalzium**-Versorgung und Vitamin-D-Versorgung von 20 Mikrogramm täglich
- Gute Kalziumquellen, um Hypokalzämie zu vermeiden:
  - kalziumreiches Mineralwasser
  - Milch
  - Hartkäse
  - grüne Gemüsesorten
  - Nüsse
  - Mohn und Sesam
- Vermeiden von oxalatreichen und phosphatreichen Lebensmitteln:
  - Spinat
  - Rhabarber
  - schwarzer Tee, Cola, Kaffee, Alkohol
  - Schmelzkäse

Bewegungstherapie

Die **Bewegungstherapie** bei Osteoporose verfolgt folgende **Ziele:**

- Erhalt der Knochenmasse
- Verbesserung der Mobilität
- Verbesserung der Koordination

- Verbesserung der Muskelkraft
- Vermeidung von Stürzen
- Minderung der Angst vor Stürzen
- Verbesserung der Lebensqualität

Medikamentöse Therapie

Medikamente gegen Osteoporose sollen die brüchigen Knochen wieder stärken.

Bisphosphonate

Bisphosphonate hemmen die knochenabbauenden **Osteoklasten**.
Bisphosphonate sind die Medikamente gegen Osteoporose, die am meisten verwendet werden.
Bisphosphonate gibt es als Tabletten. Oder als Lösung zur intravenösen Injektion.
Bisphosphonate werden morgens mindestens eine halbe Stunde vor dem Frühstück eingenommen. Sie werden mit einem großen Glas Wasser und **ohne** weitere Tabletten eingenommen.
Danach soll der Patient bis zum Frühstück **aufrecht** bleiben, um Schädigungen der Speiseröhre zu verhindern.
Häufigste Nebenwirkungen sind **Magen-Darm-Beschwerden.** Nach intravenöser Gabe sind grippeähnliche Beschwerden möglich.

7.5 Welche pflegerischen Maßnahmen sind erforderlich?

Sturzprophylaxe

Osteoporose ist besonders **gefährlich** für **sturzgefährdete** Menschen.
Ein leichter Sturz kann zu einer Fraktur führen.

Maßnahmen der Sturzprophylaxe sind besonders wichtig.
Im Kapitel 4.8. erfahren Sie mehr über die Sturzprophylaxe.
Pflegefachpersonen erfragen außerdem die **Schmerzsituation.** Sie achten auf eine **ausreichende Schmerzbehandlung.**
Patienten mit fortgeschrittener Osteoporose benötigen häufig Unterstützung bei den Lebensaktivitäten.

Jeder Sturz muss **dokumentiert** werden. Und zwar in beiden Fällen: mit Verletzungsfolgen oder ohne Verletzungsfolgen.
Dafür stehen in den Einrichtungen Dokumentationsbögen zur Verfügung.

Vorbeugung

Die Prävention von Osteoporose beginnt bereits im Kindesalter. Die Prävention dauert lebenslang. Sie setzt an **vermeidbaren** Risikofaktoren an:

- ausreichend **Kalzium** zu sich nehmen
- Untergewicht vermeiden
- Vitamin D durch Sonnenlicht
- nicht Rauchen
- Bewegung

Im Alter hat Bewegung außerdem den Erhalt von Muskelkraft und Koordinationsfähigkeiten zum Ziel. **Immobilität begünstigt die Osteoporose.**

Beratung

Pflegefachpersonen beraten Patienten zu Ursachen der Osteoporose. Und sie beraten zu den Möglichkeiten der **Prävention** und **Behandlung.**
Wenn Pflegefachpersonen eine schlechte Ernährung oder auch Bewegungsmangel bei Kindern bemerken, dann informieren sie die Eltern.
Gesunde Ernährung und **Bewegung** ist schon im frühen Kindesalter wichtig, um einer späteren Osteoporose vorzubeugen.

8 Schenkelhalsfraktur

Begriffserklärung

Die **Schenkelhalsfraktur** ist eine typische Fraktur bei älteren Menschen.
Man nennt sie auch **Oberschenkelhalsbruch.** Oder Femurfraktur.

Die meisten Betroffenen sind 75 Jahre alt oder älter. Frauen sind häufiger betroffen als Männer.

8.1 Welche Ursache hat eine Schenkelhalsfraktur?

Bei jungen Menschen ist eine Schenkelhalsfraktur die Folge starker Gewalteinwirkung. Zum Beispiel bei Verkehrsunfällen.
Bei alten Menschen ist meistens ein **Sturz** die Ursache. Häufig bei **osteoporotisch vorgeschädigten Knochen.**

8.2 Wie erkennt man eine Schenkelhalsfraktur?

Typisch sind **Schmerzen** im Hüftbereich. Außerdem Außenrotation, Verkürzung und Belastungsunfähigkeit des betroffenen Beins.
Meist reichen Röntgenaufnahmen zur Diagnosesicherung.

Welche Komplikationen können auftreten?

Hüftkopfnekrosen sind Komplikationen bei einer Schenkelhalsfraktur. Diese Nekrosen entstehen durch Störung der arteriellen Durchblutung.
Sie treten bei Frakturen auf, die nicht durch **Endoprothesen** versorgt wurden.

8.3 Wie behandelt man eine Schenkelhalsfraktur?

Eine Schenkelhalsfraktur wird **selten konservativ** behandelt. Konservativ bedeutet: Behandlung ohne chirurgischen Eingriff.

Meistens wird sie **operativ** versorgt. Durch eine Stabilisierung mittels **Osteosynthese**.

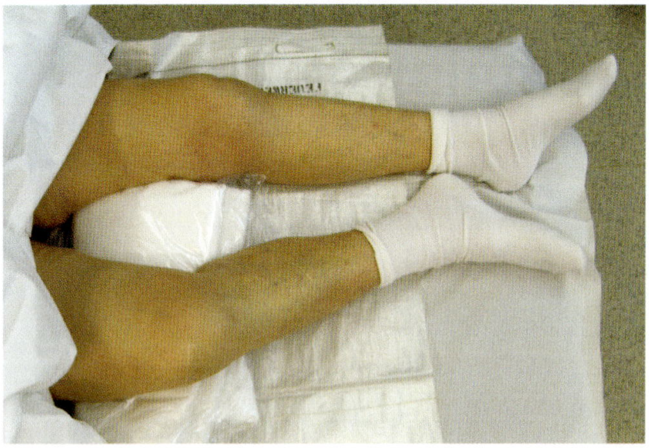

Abb. 8.1 Patientin mit Schenkelhalsfraktur rechts. Das Bein ist verkürzt und außenrotiert. [M332]

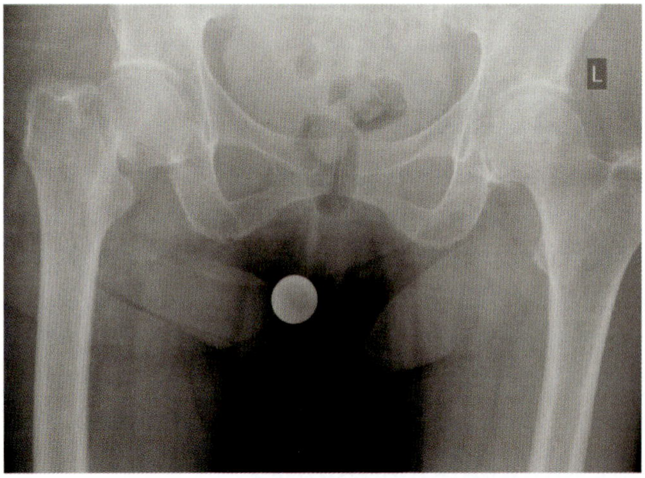

Abb. 8.2 Röntgenbefund bei medialer Schenkelhalsfraktur rechts. Die Fraktur wurde in der Folge mit einer Hüftgelenkendoprothese versorgt. [M614]

8.4 Welche pflegerischen Maßnahmen sind erforderlich?

Pflegefachpersonen führen die üblichen Maßnahmen zur präoperativen und postoperativen Pflege durch.
Häufig sind die Patienten alte Menschen mit weiteren Erkrankungen und Einschränkungen. Daher sind individuelle pflegerische Maßnahmen notwendig.

Beratung

Die pflegerische Beratung umfasst die Beratung bei **Osteoporose.** Nach erfolgter OP auch die Beratung zum Umgang mit einer **Hüftgelenkendoprothese.**
Gemeinsam mit dem Patienten und Angehörigen ermitteln die Pflegefachpersonen den Unfallhergang. So kann das **Sturzrisiko** ermittelt werden. Und Maßnahmen zur **Sturzprävention** können abgeleitet werden.

9 Pflege bei Operationen am Bewegungsapparat

9.1 Spezielle Pflege bei Operationen an der Wirbelsäule

Bei **Operationen an der Wirbelsäule** handelt es sich vor allem um:

- Operationen **an der Bandscheibe**
- Operationen von **Wirbelkörperfrakturen**

Komplikationen von Wirbelsäulenoperationen sind Verletzungen an Nervenwurzeln. Diese Verletzungen können zu neurologischen Ausfällen führen.

Präoperative pflegerische Betreuung bei Wirbelsäulen-OPs

Bei **Unfällen** ist eine engmaschige Überwachung der Vitalzeichen notwendig.
Der Betroffene und seine Angehörigen wurden aus dem Alltag gerissen. Deshalb darf auch die psychische Betreuung nicht vergessen werden.
Bis zur Operation sind **abschwellende Maßnahmen** notwendig:

- Ruhigstellung
- Hochpositionierung
- Kühlung

Bei deutlicher **Zunahme der Schwellung** wird sofort der Arzt informiert. Ursachen können sein: **Blutungen** oder das **Kompartmentsyndrom.**

Notfall

Kompartmentsyndrom
Erhöhter Druck im Muskel durch Schwellung oder Bluterguss. Der Druckanstieg führt zu **Durchblutungsstörungen.** Die Gewebeschwellung nimmt zu. Die Durchblutung verschlechtert sich weiter. Im schlimmsten Fall kommt es zum **Absterben** des Muskels und Kontrakur.
Leitsymptome sind: Spannungsgefühl, Schmerzen, Schwellung, Sensibilitätsstörungen.

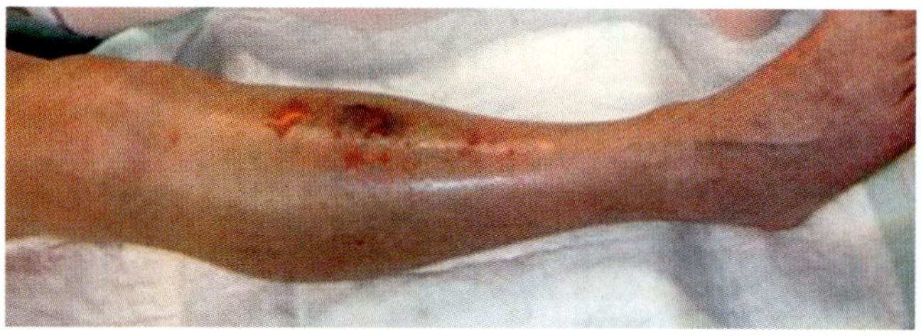

Abb. 9.1 Kompartmentsyndrom [M812, M813]

Oft verordnet der Arzt **Bettruhe** oder **Nichtbelasten einer Extremität**. Pflegefachpersonen fragen regelmäßig nach **Schmerzen** und verabreichen die angeordnete Schmerzmedikation.
Die medikamentöse **Thromboembolieprophylaxe** beginnt bei Operationen am Becken und der unteren Extremität schon vor der Operation. Das Fachwort für vor der Operation heißt: *präoperativ*. An das nicht zu operierende Bein wird ein medizinischer Thromboseprophylaxestrumpf gezogen.
Vor großen Hüftoperationen ist bei Frauen das Legen eines Blasenverweilkatheters angezeigt.
Wenn möglich, erlernt der Patient schon präoperativ den **Umgang mit Hilfsmitteln.** Zum Beispiel Gehen mit Unterarmgehstützen oder mit einer **Orthese**. Auch **Bewegungsübungen** wie das Drehen oder Aufsetzen an den Bettrand werden vorher gelernt.

Postoperative pflegerische Betreuung

Die postoperative Überwachung entspricht den üblichen Maßnahmen. Pflegefachpersonen beobachten neben den Vitalzeichen auch: Durchblutung, Motorik und Sensibilität in Armen und Beinen.
Pflegefachpersonen unterstützen die Patienten individuell bei den Lebensaktivitäten. Pflegerischer Schwerpunkt ist die **Lagerung und Bewegung.**

Lagerung und Bewegung

Für die Lagerung und Bewegung entscheidend ist die **Stabilität der Wirbelsäule.** Unterschieden werden:
Instabilität. Postoperative Instabilität ist selten. Sie tritt auf, wenn Frakturen im ersten Eingriff nicht vollständig fixiert werden können. In diesem Fall droht die Gefahr einer Verletzung des Rückenmarks.
Drehstabilität. Der Patient darf auf die Seite gedreht werden.
Lagerungsstabilität. Der Patient darf in Seitenlage und Rückenlage gelagert werden. Direkt nach der Operation ist eine flache Rückenlage angeordnet.
Mobilisationsstabilität. Der Patient darf mit Hilfsmitteln wie Rumpforthese oder Bandage aufstehen.

Belastungsstabilität. Das Aufstehen ohne Hilfsmittel ist möglich.
Art der Lagerung und Möglichkeiten der Mobilisierung müssen immer vom Arzt angeordnet werden.

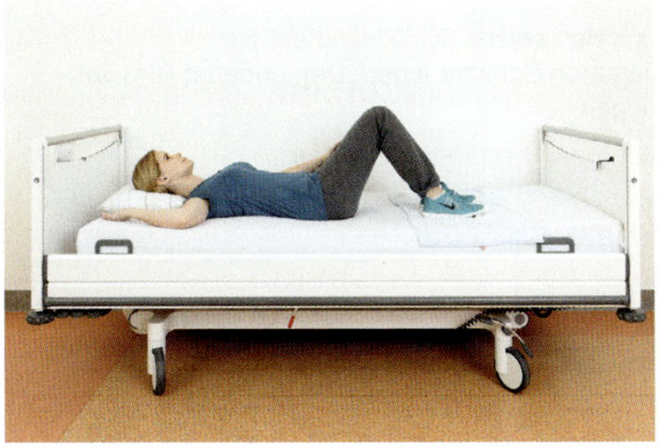

Beine in Rückenlage anstellen. Einen Arm neben den Kopf legen. Den anderen Arm seitlich an den Oberschenke legen.

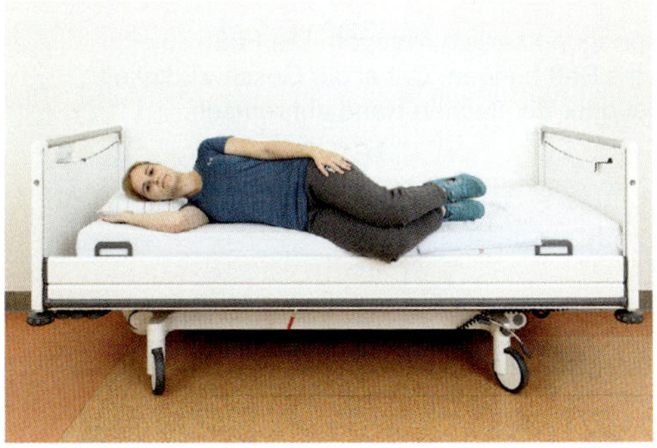

Gleichzeitig Kopf, Oberkörper, Becken und Beine auf die Seite drehen („drehen wie ein Brett").

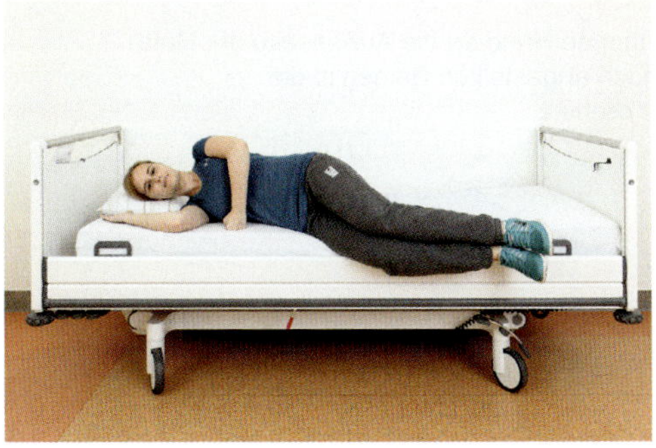

Beide Unterschenkel über den Bettrand schieben. Rücken gerade lassen.

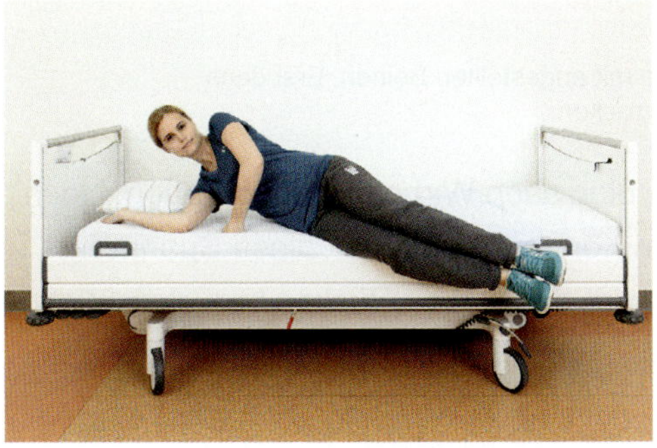

Sich mit der Faust oder flachen Hand nach oben zum Sitzen drücken. Rücken gerade lassen.

Abb. 9.2 Drehen in die Seitenlage und Aufstehen erfolgen **en bloc** mit geradem Rücken. [K115]

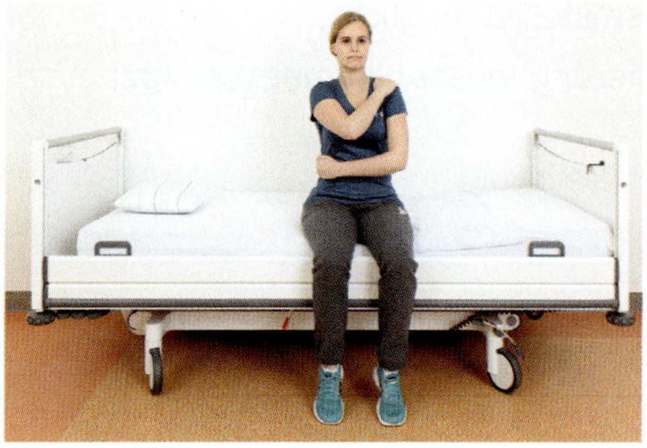

Weit unten ins Bett setzen. Eine Hand auf die gegenüberliegende Schulter legen. Den anderen Arm vor den Bauch legen.

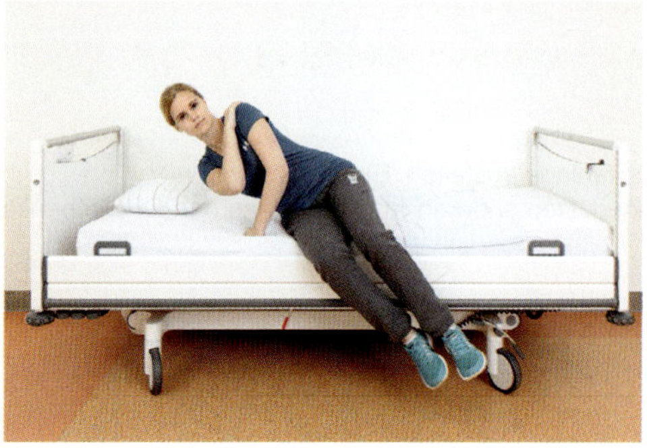

Mit Körperspannung seitlich hinlegen. Die Füße gleichzeitig ins Bett bringen. Dabei die Geschwindigkeit mit der Faust oder der flachen Hand abbremsen.

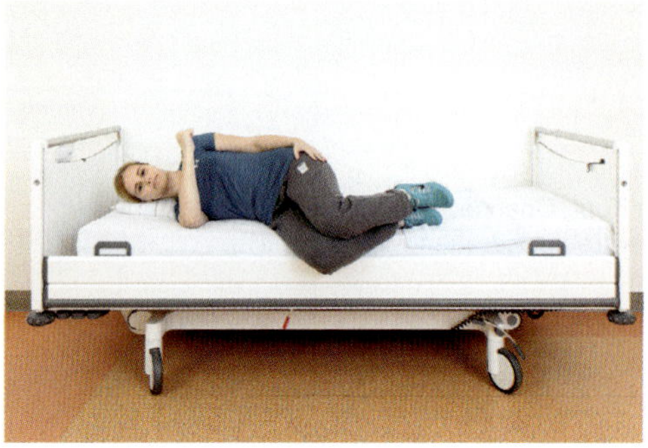

Die oben liegende Hand an die Außenseite der Hüfte legen. Mit noch angestellten Beinen in die Rückenlage drehen.

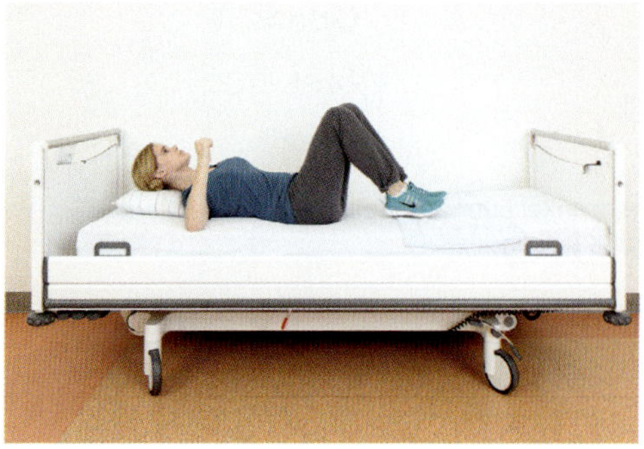

Rückenlage mit angestellten Beinen. Erst dann Beine ausstrecken.

Abb. 9.3 Drehen und Aufsetzen an den Bettrand en bloc nach Wirbelsäulenoperation. Noch in Rückenlage baut die Patientin Muskelspannung im Körper auf. Sie hält diese Spannung während des ganzen Drehens. Auch beim Hinlegen wird der gerade Rücken berücksichtigt. [K115]

Wenn eine Rumpforthese für die Mobilisation angeordnet ist, dann wird sie schon im Bett angelegt. Meistens ist ein kurzer Toilettengang ohne Orthese erlaubt.

Das Aufstehen aus dem Sitzen erfolgt mit leicht nach vorne gebeugtem Oberkörper. Und mit der Kraft aus den Oberschenkeln. Ob das Sitzen erlaubt ist, ordnet der Arzt an.

Beratung

Sport und körperliche Belastungen sind in den ersten Wochen nicht erlaubt.
Wann sie wieder möglich sind, wird individuell entschieden.
Das gilt ebenso für längeres Sitzen.
Beim Stehen soll der Betroffene auf eine gerade Position achten. Eine häufige Schrittstellung soll eingenommen werden.
Schuhe mit dämpfenden Sohlen können die Wirbelsäule vor starken Erschütterungen schützen.
Nach Entlassung wird eine Physiotherapie angeordnet.

9.2 Endoprothesen

Begriffserklärung

Endoprothese: Künstliches Gelenk, das anstelle des körpereigenen Gelenks eingesetzt wird. Das künstliche Gelenk soll für immer die Funktion des Gelenks übernehmen.

Hauptindikation für eine Endoprothese ist eine weit **fortgeschrittene Arthrose**. Implantationen von Endoprothesen gehören zu den **häufigsten Operationen** in Deutschland. Am häufigsten sind **Endoprothesen am Hüftgelenk und am Kniegelenk.**

Welche Endoprothese wird gewählt?

Totalendoprothese oder Teilendoprothese

Es kann ersetzt werden: das ganze Gelenk oder nur ein Teil des Gelenks.
Am Hüftgelenk wird eine **Totalendoprothese** *(TEP)* eingesetzt.
Das gesamte Gelenk wird ersetzt. Also Gelenkkopf und Gelenkpfanne.
Nur bei alten Menschen mit Schenkelhalsfraktur wird eine **Hemiprothese** *(HEP)* implantiert. Dabei wird nur die Hälfte des Gelenks ersetzt.
Außerdem gibt es **Langschaftprothesen und Kurzschaftprothesen.**

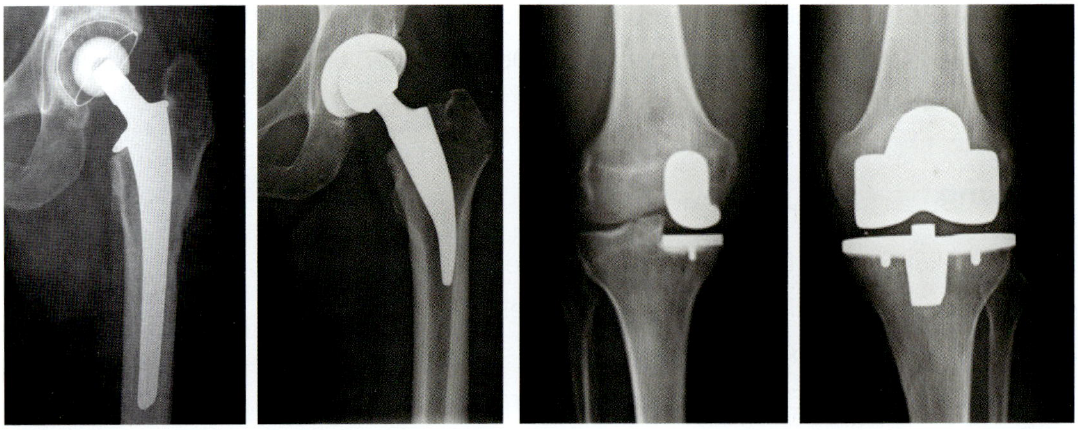

Abb. 9.4 Unterschiedliche Endoprothesen. [M614]

An der **Schulter** ist eine **Totalendoprothese** oder eine **Hemiprothese** möglich. Eine Totalendoprothese wird bei Schäden beider Gelenkflächen gemacht. Bei der Hemiprothese wird der Oberarmkopf ersetzt. Das wird oft bei Arthrosen oder Frakturen gemacht.

Welche Komplikationen können auftreten?

Wichtigste Komplikationen nach der Implantation einer Endoprothese sind:

- Gefäßverletzungen und Nervenverletzungen
- Protheseninfektion
- Prothesenlockerung
- Verknöcherungen um das Gelenk (*periartikuläre Ossifikation*)
- Gelenkluxation

Überwachung

Die postoperative Überwachung entspricht den üblichen Maßnahmen. Pflegefachpersonen beobachten neben den Vitalzeichen auch: Durchblutung, Motorik und Sensibilität im Bein auf der operierten Seite.
Gibt der Patient Sensibilitätsstörungen an? Oder hat er Schwierigkeiten, Fuß und Bein zu beugen und zu strecken? Das deutet auf eine Nervenverletzung hin.

Postoperative pflegerische Betreuung nach Hüft-TEP

Lagerung und Bewegung

Pflegerischer Schwerpunkt ist die Lagerung und Bewegung:

- Das Bein in Beinflachlagerungsschiene lagern.
- Die korrekte Schienenlagerung beachten.
- Bei unruhigen Patienten: Schiene sichern.
- Das Nachtschränkchen auf die operierte Seite stellen.
- Pflegerische Maßnahmen von der betroffenen Seite aus durchführen.

Drehen des Patienten

Den Patienten immer auf die **gesunde** Seite drehen.
Immer zu zweit drehen:

- Das Bett flach stellen. Eine Pflegefachperson entfernt die Beinschiene, die zweite Pflegefachperson hält das Bein.
- Eine Pflegefachperson dreht den Patienten. Die zweite Pflegefachperson führt das Bein leicht mit.

Wenn der Patient auf der Seite liegt, dann wird das Bein auf einem dicken Kissen stabil abgelegt. Das Bein darf nicht vor oder hinter das gesunde Bein rutschen.

Beim Aufstehen unterstützen

Der Patient steht am ersten postoperativen Tag gemeinsam mit mindestens einer Pflegefachperson auf.
Das Aufstehen erfolgt immer über die **operierte** Seite.

- Vor der Mobilisation wird ein Schmerzmittel verabreicht.
- Die Kreislaufsituation wird überprüft. Gymnastik zur Anregung des Kreislaufs wird durchgeführt.
- Entfernen der Lagerungsschiene.
- Schon im Bett werden stabile Schuhe angezogen. Das Kopfteil wird erhöht.

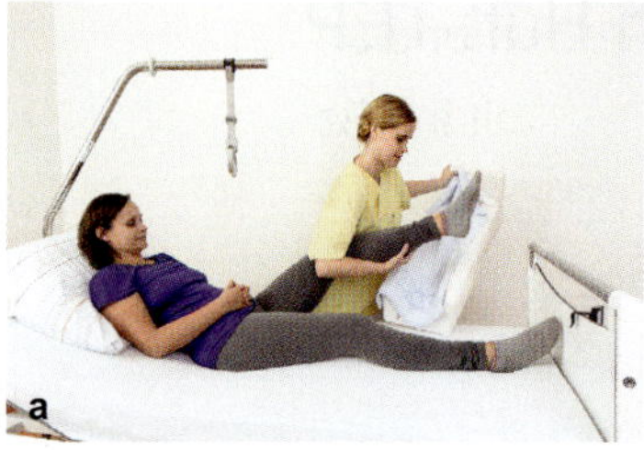

Zum Entfernen der Lagerungsschiene fasst die Pflegefachfrau flächig unter das operierte Bein. Sie hebt es leicht hoch und entfernt die Lagerungsschiene.

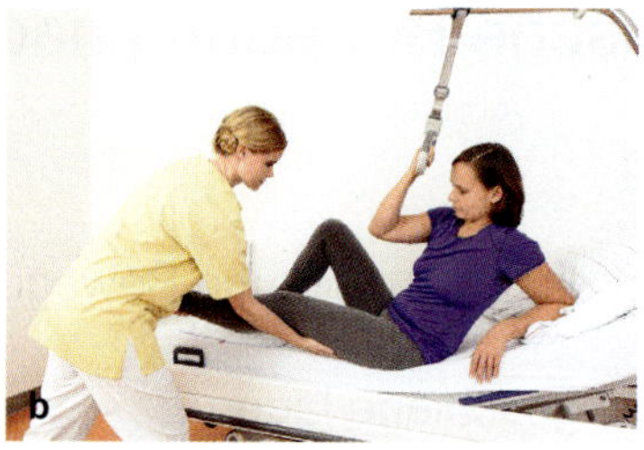

Die Patientin stellt das gesunde Bein an und rutscht mithilfe des Patientenaufrichters zum Bettrand. Die Pflegefachfrau führt das betroffene Bein mit.

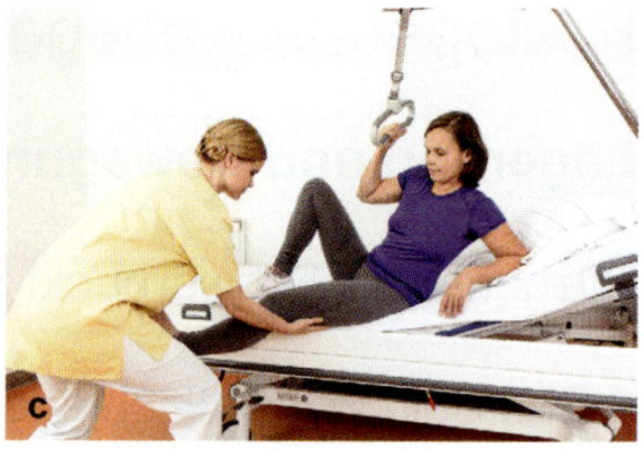

Die Patientin richtet sich an den Bettrand auf. Die Pflegefachfrau führt dabei das operierte linke Bein in korrekter Position aus dem Bett.

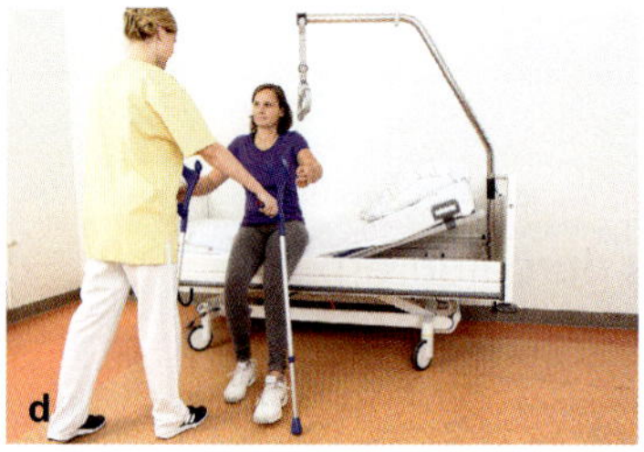

(links) Die Patientin sitzt knapp am Bettrand. Die Hüftbeugung links ist kleiner als 90°. Die Pflegefachfrau reicht die Unterarmgehstützen an.

(rechts) Die Patientin richtet sich über das gesunde rechte Bein auf. Die Pflegefachfrau unterstützt die Standsicherheit von hinten.

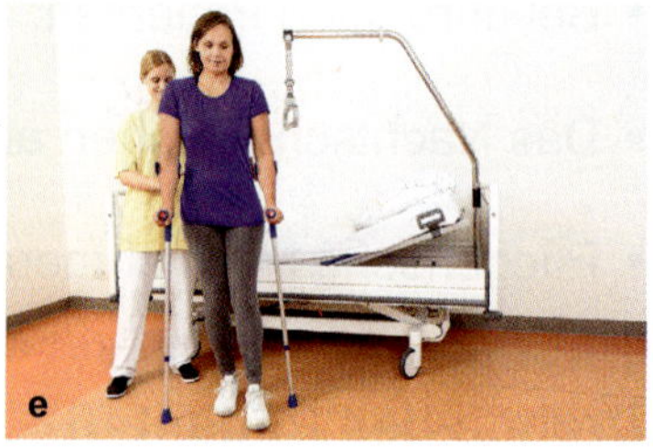

Abb. 9.5 Mobilisation eines Patienten nach Hüft-TEP [K115]

- Fordern Sie den Patienten auf, das gesunde Bein anzustellen und an den Patientenaufrichter zu fassen. Fassen Sie das Bein der operierten Seite am Sprunggelenk. Die andere Hand führen Sie unter Kniegelenk oder Oberschenkel. Fordern Sie den Patienten auf, nahe zum Bettrand zu rutschen.
- Fordern Sie den Patienten auf, sich an den Bettrand zu setzen. Und zwar knapp an die Bettkante, damit eine Hüftbeugung vermieden wird.
- Unterarmgehstützen oder Gehwagen anreichen.
- Den Patienten auffordern, sich über das gesunde Bein aufzurichten.
- Gehen im Zweipunktgang, Dreipunktgang oder Vierpunktgang.

9

Beim Hinlegen unterstützen

Beim Hinlegen ins Bett auf die physiologische Hüftstellung achten. Das Hinlegen erfolgt ebenfalls über die **operierte** Seite:

- Erhöhen Sie das Kopfteil.
- Fordern Sie den Patienten auf, sich knapp an den Bettrand zu setzen.
- Geben Sie dem Patienten den Patientenaufrichter in die Hand.

- Den Patienten auffordern, das gesunde Bein ins Bett zu legen und aufzustellen. Das Bein auf der operierten Seite wird in korrekter Position mit ins Bett geführt. Lassen Sie dann den Patienten in die Mitte des Bettes rutschen. So lange das Bein mitführen, bis der Patient gut im Bett liegt.
- Das Bein in der U-Schiene lagern.

Für mindestens **acht Wochen nach der Operation** sind folgenden Bewegungen **verboten:**

- Hüftbeugung über 90°
- Beine übereinanderschlagen
- Mitdrehen des Oberkörpers bei Richtungswechseln
- kombinierte Bewegungen wie Hüftbeugung mit Rotation

Pflegefachpersonen beachten die hausinternen Richtlinien. Und sie beachten die Anweisungen des Operateurs. Die erlaubten und verbotenen Bewegungen hängen immer auch vom operativen Zugang ab.

Beratung

Die Pflegefachpersonen **motivieren** den Patienten, sich zu **bewegen.** Sie weisen ihn aber auf die verbotenen Bewegungen hin.

9

10 Abkürzungen und Fachwörter

Hier finden Sie Erklärungen für wichtige Abkürzungen und Fachwörter aus diesem Buch. Beide Listen sind nach dem Alphabet geordnet.

Abkürzungen

Abkürzung	Bedeutung	Erklärung
Abb.	Abbildung	
ATP	**A**denosin**tri**p**hosphat	Chemisches Molekül, das in jeder Zelle Energie bereitstellt.
CT	**C**omputer**t**omographie	Röntgenuntersuchung, die genauere Bilder macht als die normale Röntgenuntersuchung.
DMS	**D**urchblutung **M**otorik **S**ensibilität	Diagnoseverfahren zur Prüfung der Leitungsbahnen eines Körperteils nach Verletzung.
HEP	**H**emi**e**ndo**p**rothese	Künstlicher Gelenkersatz. Bei der HEP wird nur eine Hälfte des Gelenks ausgetauscht. (hemi: halb).
mmHg	Hg ist das chemische Zeichen für Quecksilber. mmHg steht für: Millimeter-Quecksilbersäule.	Eine Druckeinheit. Sie wird verwendet, um Druckangaben von Körperflüssigkeiten zu machen.
MRT	**M**agnet**r**esonanz**t**omographie	Untersuchungsmethode. Der Patient wird in eine Röhre geschoben. Dort erfolgt eine Bildaufnahme ohne Röntgenstrahlen. Die Bilder entstehen durch Magnetfelder. Diese belasten den Körper nicht.
NSAR	**n**icht-**s**teroidale **A**nti**r**heumatika	Medikamentengruppe. NSAR wirken: schmerzlindernd, fiebersenkend und entzündungshemmend.
OP	**Op**eration	Eingriff in den Körper mit Instrumenten zur Therapie oder Diagnostik
pAVK	**p**eriphere **a**rterielle **V**erschluss**k**rankheit	Ablagerungen in den Blutgefäßen in Armen oder Beinen führen zur Verengung. Die Folge ist ein Mangel an Sauerstoffversorgung der betroffenen Gefäße.

Abkürzung	Bedeutung	Erklärung
Tab.	Tabelle	
TEP	**T**otal**e**ndo**p**rothese	künstlicher Gelenkersatz. Bei der TEP wird das ganze Gelenk ausgetauscht.
U-Schiene	Beinflachlagerungsschiene	Schiene zur Fixierung von Verletzungen oder Brüchen.
ZNS	**Z**entrales **N**erven**s**ystem	Gehirn und Rückenmark

Fachwörter

Im Buch ist eine Auswahl von Fachwörtern zum Thema Bewegung fett gedruckt und gelb hinterlegt. Hier finden Sie die Erklärung zu diesen Fachwörtern.

A	
Agonist	Spieler
Akinese	starke Bewegungsarmut
Antagonist	Gegenspieler
Apraxie	Neurologische Störung. Unfähigkeit, Bewegungen sinnvoll durchzuführen.
Ataxie	Störungen der Koordination von Bewegungen
Atrophie	Rückbildung von Gewebe
Asymmetrisch	Unterschiedlich auf beiden Seiten einer Achse. Gegenteil symmetrisch: gleich, ebenmäßig
B	
Bradykinese	verlangsamte Bewegung
Brustkyphose	übermäßige Krümmung der Brustwirbelsäule
C	
Chorea Huntington	Seltene Erbkrankheit. Es kommt zur Erkrankung des zentralen Nervensystems und zahlreichen neurologischen Ausfällen.
D	
dynamisch	gleichmäßige, kraftvolle Bewegung
E	
Extremität	Äußerstes Ende. Beim menschlichen Körper sind die Arme und Hände die oberen Extremitäten. Die Beine und Füße sind die unteren Extremitäten.
F	
Feinmotorik	Bewegungen der Finger oder der Gesichtsmuskulatur
G	
Glukose	Traubenzucker
Glykogen	Vielfachzucker aus Glukose
H	
Hemiparese	unvollständige Lähmung einer Körperhälfte
Hypermetrie	Bewegungsstörung. Bewegungen werden zu weit ausgeführt.
Hypokinese	Bewegungsarmut
I	
Immobilität	Unfähigkeit, sich selbstständig zu bewegen.
K	
Kalzium	Elektrolyt im Körper. Kalzium ist für den Aufbau der Knochen wichtig.

K	
Kalziumphosphat	Chemischer Stoff, der im Knochen gebunden wird.
Kinaesthetics	Lehre von der Bewegungsempfindung
Kontraktion	Zusammenziehen, zum Beispiel der Muskulatur
Koordination	Zusammenwirkungen von Sinnesorganen, zentralem Nervensystem und Skelettmuskulatur
L	
Lumbago	plötzlich auftretende Rückenschmerzen im Bereich der Lendenwirbelsäule
Luxation	Verrenkung oder Auskugeln eines Gelenks
M	
Makrobewegungen	Positionswechsel zur vollständigen Druckentlastung
Mikrobewegungen	sehr kleine Positionsveränderungen
Mineralstoffe	Stoffe, die in der Nahrung vorkommen und lebensnotwendig sind.
Motorik	Die Gesamtheit der aktiven, koordinierten Bewegungen des menschlichen Körpers. Sie werden vom Gehirn gesteuert.
Musculus biceps brachii	zweiköpfiger Armbeugemuskel
Musculus triceps brachii	dreiköpfiger Armmuskel
Muskelatrophie	Abbau der Muskeln
Muskeltonus	Spannungszustand des Muskels
Muskelhypertonie	Steigerung der Muskelspannung in Ruhe
N	
Neglect	Störung der Aufmerksamkeit durch neurologische Schädigungen. Der Patient nimmt eine Körperhälfte nicht wahr und vernachlässigt diese.
O	
Orthese	Medizinisches Hilfsmittel zur Ruhigstellung, Stabilisierung und Entlastung. Wird bei Extremitäten oder Wirbelsäule angewendet.
Osteoporose	Knochenschwund: Knochenerkrankung mit verminderter Knochenmasse und verändertem Knochenbau. Als Folge werden die Knochen porös und brechen leicht.
P	
Paraplegie	vollständige Lähmung beider Arme oder beider Beine
pAVK	eine Verschlusskrankheit der Arterien der Beine
propriozeptives System	Mit diesem Sinn empfindet der Mensch die Lage und Bewegungen des Körpers im Raum.
R	
Rigor	Steifheit des Muskels
S	
sensomotorisch	Zusammenspiel von Sensorik und Motorik. Die Steuerung und Kontrolle von Bewegungen. Die Wahrnehmung der Reize. Und die Rückmeldung der Sinne.

S	
Sensorik	Fähigkeit zur Wahrnehmung von Reizen und von Körperzuständen.
Spastik	erhöhter Muskeltonus
symmetrisch	auf beiden Körperseiten gleich
Synovia	Gelenkflüssigkeit, Gelenkschmiere
Synovitis	Entzündung des Gelenks
T	
Tetraparese	unvollständige Lähmung aller vier Extremitäten (tetra: vier)
Tonus	Spannungszustand
Tremor	unwillkürliches Zittern eines Körperteils
V	
Vestibularapparat	Gleichgewichtsorgan im Ohr

Verwendete Literatur

Asmussen, M., Huhn, S., Zegelin, A., & Kurz, A. (2019). Bewegung. In N. Menche, Pflege Heute (S. 212–245). München: Elsevier.
Ficklscherer, A., & Keller, C. (2017). Pflege von Menschen mit Erkrankungen des Bewegungsapparats. In C. Keller, Pflegen. Gesundheits- und Krankheitslehre (S. 397–458). München: Elsevier.
Menche, N. (2017). Bewegungsapparat. In N. Menche, Pflegen. Biologie Anatomie Physiologie (S. 85–124). München: Elsevier.
Menche, N. (2019). Pflege bei orthopädischen und traumatologischen Erkrankungen. In N. Menche, Pflege heute (S. 760–817). München: Elsevier.
Nienhaus, R., & Harzt, S. (2017). Bewegung. In Elsevier GmbH, Pflegen. Grundlagen und Interventionen (S. 449–478). München: Elsevier.

Abbildungsnachweis

Hinter den Texten zu den Abbildungen steht eine Angabe in eckigen Klammern. Zum Beispiel [L190]. Diese Angabe nennt den Urheber der Abbildung.

J787	Colourbox.com
K115	Andreas Walle, Hamburg
K183	Eckhard Weimer, Würselen
L138	Martha Kosthorst, Borken
L141	Stefan Elsberger, Planegg
L143	Heike Hübner, Berlin
L157	Susanne Adler, Lübeck
L190	Gerda Raichle, Ulm
L234	Helmut Holtermann, Dannenberg
L255	Irina Kart, Berlin
L264	Claudia Flüss, München
L271	Matthias Korff, München
L275	Martin Hoffmann, Neu-Ulm
M114	Dr. med. Matthias Braun, Cuxhaven
M332	A. Ficklscherer, München
M614	Prof. Dr. Wolfgang Rüther, Hamburg
M812, M813	Prof. Dr. med. Michael Nerlich/ Dr. med. C. Pfeifer, Abteilung für Unfallchirurgie, Universitätsklinikum Regensburg, Regensburg
M845	Christine Keller, Glonn
M977	Regina Nienhaus, Aachen
O1053	Axel Heußen, Praxis für Ergotherapie und Handrehabilitation
O166	Maren Asmussen-Clausen, Tinglev/Dänemark
R234-005	Prof. Dr. med. Guido A. Wanner, Zürich
R285	Böcker et al.: Pathologie, 5. Auflage, Elsevier GmbH, Urban & Fischer Verlag, München 2012
R349	Raschke/Stange: Alterstraumatologie – Prophylaxe, Therapie und Rehabilitation, 1. Aufl. 2009, Urban & Fischer Verlag/ Elsevier GmbH
T1064	Dr. Jens Trögner, Amberg
U118	Rölke Pharma GmbH, Hamburg
V121	Fa. Meyra GmbH, Kalletal-Kalldorf
V164	Otto Bock HealthCare GmbH, Duderstadt
V459	Dr. Paul Koch GmbH, Frickenhausen
V481	medi GmbH & Co. KG, Bayreuth
V595	Össur Deutschland GmbH, Frechen
V611	KUBIVENT GmbH Medizinische Polstersysteme, Fellbach
V639	PFLEGE-ZEIT Dokumentationssysteme GmbH, Gettorf
V611	aks Aktuelle Krankenpflege Systeme GmbH, Troisdorf

10

Stichwörter

Hier finden Sie wichtige Stichwörter aus dem Buch in alphabetischer Reihenfolge.
Die Stichwörter können Sie auf den angegebenen Seiten nachschlagen.